真摯に、
命と向き合い続けること

# 未来をつくる 最新の 生殖医療

竹内レディースクリニック高度生殖医療センター
竹内レディースクリニックART鹿児島院
理事長（総院長）
竹内一浩

青春出版社

# はじめに

生殖医療との出会いは、鹿児島大学病院の医局員時代。何の目的ももたず、家業である産婦人科を継げばいいと思っていただけの私が、出会ってすぐ、生殖医療に魅了されたのです。

それからの日々を振り返ると、なかなか思い通りにいかず、さまざまな困難やドラマが待ち受けていた医師人生だと我ながら感心したりもします。それでも、持ち前の頑固さと、のめり込んだらまっしぐらな性格を武器に、日々の診療はもちろん、生殖医療、そして着床前遺伝子診断の研究に没頭する研究者として有意義な時間を過ごすことができたのは、周囲の支えがあったからこそと感謝しています。

まだしばらくは現役で頑張りつづけるつもりですが、院長就任30周年という大きな節目を迎えることができた今、これまでの記憶と記録を残したいと思い、本を書くことにしました。

私が医局に入局した当時、海外では次々と体外受精の成功例が報告されていましたが、日本の生殖医療はまさに黎明期。未知の分野であり、新しく切り拓いていけば誰もが日本の生殖医療の先駆者になれる可能性があった時代です。日本人らしい真面目さと器用さは、繊細さと高度な技術を要求される生殖医療のレベルを上げ、全体としては数年足らずで一気に世界水準まで駆け上がりました。

しかし、日本人特有の「相手を立てる」風潮がむしろ、ある一定のレベルで停滞（もしくは低迷）させている要因になっていると、私自身はずっと感じてきました。「上のいうことは絶対」「皆と足並みをそろえる」傾向は日本の生殖医療界に忖度を生み、純粋に学問、医療として極めようとする人間の言葉はなかなか届かない、聞く耳をもってもらえない、ということに、もどかしささえ感じていました。

着床前遺伝子診断を実施する認定施設の多さと、統一基準のない実績データの公開にも、「おかしい」と声を上げつづけてきましたが、少なくとも私には現在までに改善されたという印象はありません。施設にとって都合のいい解釈で実績を出すことによって、不利益をもっとも被るのは患者さんです。「ルールを作ってください」「守られなければ罰則を」と、何度も学会に働きかけてきましたが、誰の利益のためか、どこに忖度をしているのか、残念ながら国や学会が本気で向き合っているようには思えないというのが本音です。

純粋に生殖医療を学び、研究するため、日本を飛び出してアメリカへ留学した私は、事あるごとに海外と日本の違いを痛感することになりました。日本の生殖医療界の改善すべき点にもたくさん気づかされました。せめてこれからの時代をつくる若者に、何が正しいのか、どうあるべきかを伝えることが、私とこの本の役割だと思っています。

今後、日本の生殖医療がどのように変化していくのかはわかりませんが、２０２４年の時点で、「竹内はすでにこういうことを言っていた」と記録に残し、10年後、20年後の医師や研究者、関連する業界の方々に伝えたいと強く思っています。

# 『未来をつくる最新の生殖医療』目次

## 第2章 親に逆らいアメリカへ留学

## 第4章 日々の治療のなかで

## 第5章 当院の臨床成績と特徴について

特別章 着床前遺伝子診断と私

編集協力　樋口和美
本文デザイン　中原克則（STANCE）
本文DTP　キャップス

# 第1章　生殖医療との出会い

# 生殖医療と出会い、研究への覚醒

## 世界初の体外受精成功例を知らず

1978（昭和53）年、イギリスの産婦人科医パトリック・ステプトー博士と生物学者ロバート・エドワーズ博士の手によって、世界で初めて人での体外受精・胚移植（IVF－ET）が成功。ニュースでは「試験管ベビー」などとセンセーショナルに報じられました。翌年にはオーストラリア、その翌年は私がのちに留学するアメリカのジョーンズ生殖医学研究所と、立て続けに世界で成功例が発表されました。しかし、当時医大の大学生だった私はそんなニュースすら知りませんでした。周囲はざわついていたとしても、あまり授業に出席もせず、医療に目覚めてさえいなかった私の耳には、情報が入ってこなかったのです。

## 不妊領域の立ち上げ、そして覚醒

1983(昭和58)年に、鈴木雅洲(まさくに)医師率いる東北大学チームが国内で初めてとなる、人の体外受精を成功させましたが、当時はまだ1例のみ、研究レベルの治療法でした。

そこで私は、体外受精の研究を自分のテーマとし、マウスの体外受精の成功率を上げるための実験を開始。まず、実験室を毎日掃除することから始めました。

汚れた部屋で体外受精の研究ができるはずもありません。まず研究室の整備、清掃から、自分一人で始めました。周囲から「竹内ビルサービス」と嫌味をいわれても「勝手にいってろ」と心で思い、徹底的に掃除して自分用の実験室を作り上げました。

徐々に体外受精の成功率を上げ、学会発表も積極的に行いました。教授から「体外受精を研究しなさい」といわれたわけでは決してないけれど、成果は周囲から評価されるようになり、その後の10年間、基礎実験から応用まで鹿大での体外受精の成功に繋げていきました。そして、鹿大の名前で数多くの論文作成と後輩への指導を行い、同大の不妊治療の基礎、実績、着床前遺伝子診断に繋がったと自負しています。

私にマウスの卵の採取や体外受精の方法を事細かに教えてくれた佐藤正宏教授（現・鹿大名誉教授）には、今も大変感謝しているのです。

## 人間の受精卵を初めて見た瞬間

現在は受精卵を扱う資格をもった胚培養士がいますが、当時はその資格そのものがないので、私自身が採卵、培養、顕微授精をするという時代。マウスの受精卵を目にした時も感動したのだけど、人間の受精卵を初めて見た瞬間は、なんといえばいいのか……。人間の細胞の中でもっとも大きな卵細胞を体外に取り出して、精子と合わせて体外で育てていく。

夢があるというか、ここから人間になるのですから。

そこに魅せられ、のめり込み、体外受精の研究がとてつもなくやりたいことになっていくのでした。

## 日当山シンポジウム発足

のちにマンモス復活プロジェクトで活躍する元農学部教授の後藤和文先生らとともに、1982（昭和57）年、「HAC（ハック＝ヒューマン・アニマル・カンファレンスの略）」を発足。

言葉の通り「人間・動物・会議」です。

鹿児島県は家畜繁殖が盛んであり、動物においての生殖医療の発祥の地であるため、ほかのメンバーも家畜に携わる人を中心に意欲に満ちた顔ぶれが揃いました。

当時の家畜の世界は、種牛の精子を顕微授精したり凍結したりという技術が早々に確立されていて、人の生殖補助医療は足元にも及びません。というよりも、それらさえ通り越してクローン技術なども1985（昭和60）年頃にはすでに登場していたほど。今なら生殖医療の教科書があり、体外受精や胚凍結などの情報も当たり前のようにありますが、当時は教科書などあるはずもない。同じ哺乳類である動物から学ぼう、ヒントを得ようという場がこの研究会であり、そうなるともう、研究への熱い思いは止まりません。

鹿大医局員に農学部、県肉用牛改良研究所、総勢30人ほどのメンバーが集まっては熱いディスカッションを繰り広げました。

鹿児島県霧島市の山中、日当山温泉にある格安の寂れた宿に集まり、昼は研究会、夜は宴会。宿の温泉に入ってから帰るというのが定番だったので、「日当山シンポジウム」という別名も付けました。

ただただ、学問をしたい、研究をしたいというメンバーが大半ではありますが、そういう時にも、少し熱量や方向性が違う人はいます。

（もともとヒエラルキーの塊の）医学部は農学部よりも上だ、という考えが抜けずに「なんで、畜産の人間から講義を受けんといけんのか」という人。「こんな古臭い宿に泊まれるか！」と悪口をいう人。目的が違う人の声を聞くのは、やはり腹立たしかったです。

私がアメリカへ留学している間にＨＡＣは活動をやめ、グループとしても消滅していたのですが、２０１７（平成29）年、私と佐藤教授、留学時代に知り合った柴原浩章先生（兵庫医科大学主任教授）の３人で再結成。新生「ＨＡＣ鹿児島」として地元での学会主催、2023(令和5)年には全国規模の学会として開催するなど、再び学問と研究への情熱を燃やしています。

## 飲み会にも行かず、深夜も研究

当時の医局といえば、教授を「よいしょ」することと、飲み会を重視しているような空気。付き合いが悪いといわれようが、生殖医療に魅せられた私は飲み会の誘い(強制に近いものはありますが)を断って、それこそ取り憑かれたように研究に没頭する日々を過ごしていました。

朝9時に出勤して臨床、夕方5時頃に終わって深夜0時頃までが研究の時間です。日曜や勤務が休みの日に朝から実験室に籠もることもありました。

最初は1人でやっていて、途中から3人に増えたけど、「こんなこと、やってられない」と、2人はドロップアウト。

というのも、小さなマウスの卵巣から小さな卵を吸うのは、技術的に難しく、そのためのピペット(ガラス管)を作るのもひと苦労。アルコールランプで熱して先端を10ミクロン程度に仕上げるのは、本当に気が遠くなるような作業です。

経験したほぼ全員が「地獄だったな」という感想になるでしょう。

私自身は集中したら他が見えなくなるほど没頭するのでお構いなしですが、周りは付いてくるのが大変だったようです。

最終的には私1人になりました。

連日、マウスに注射を打ち、採卵して顕微授精の実験を続けていくうち、ほぼ100%の成功率となり、いよいよ人でやってみよう、という段階までたどり着きました。

「いつになったら結果が出るんだ」という声が教授から聞こえてくることもありましたが、そういうのは自分でやったことがない人だったりするものです。知らないから、簡単にすぐできるくらいの認識だったのでしょう。

## 研究に成功、そして海外留学を決意

### 恩師・丸山征郎先生との出会い

体外受精の成功率を上げるにはどうすればいいのか。何かアイデアをもらえないかと、日々、あらゆる研究室に顔を出しつづけていました。

自然妊娠の場合は排卵した卵は必ず卵管を通って子宮に向かう。しかし、体外受精は受精卵を子宮に直接移植するため卵管は通らない。ということは、受精時に卵管を経由させせれば成功するのかもしれない。

想像はできていたものの、卵管自体を体外で培養するのは困難を極めました。それを教えてくれたのが、血管内皮細胞を増やすパイオニアとして世界的にも高名な丸山征郎先生（鹿大特任教授）。

血管は「管」、卵管も「管」。同じようにいけるはずだ。さっそく、手術があるたびにあちこちで卵管（検体）をもらってきては、丸山先生に培養の技術を習いました。

「きっと、ファクターX（なんらかの原因）が出ているはずだ。これを突き詰めていけば、きみはすごい研究ができるよ」

「100の蛇口があって、その全部をひねっていたら大変だろう。だけど、どの蛇口をひねればおいしい水が出てくるのかは、だんだんとわかってくるものだ。ある程度、絞り込んでやる、というのがいいんだよ」

「卵管上皮の研究は絶対に成功するから、やってみなさい」

## のちに海外で学会賞を受賞する論文を発表したが……

丸山先生から多くのアドバイスと励ましの言葉をいただき、私はさらに卵管の培養に没頭。何度も失敗を繰り返しながら、1年ほどの時間をかけてようやく成功することができました。

卵管の細胞の内側はとても弱い細胞です。そして、その中にも強い細胞と弱い細胞とがあります。強い細胞というのは線維芽細胞のこと。これが混ざると弱い細胞が消えてしまいます。弱い細胞だけを採取して、培養する。それが、成功の秘訣でした。

「やったぞ！」と大興奮して丸山先生に報告すると、先生も非常に喜んでくれて、がっちりと握手を交わしました。培養した卵管上皮をシャーレーに敷いて、その上での受精の実験をしたところ、何もない状態で培養するよりずっと受精卵の発育が早いということも証明。研究成果として「卵管上皮細胞の培養の確立と共培養」というテーマで論文を書きました（P.36参照）。ところが、日本では誰も興味を示しません。私に研究テーマを与えなかった担当教授も培養の成功を伝えた時に「あ、そう」とだけ。研究の意味すらわからなかったのでしょう。

この論文で私はアメリカでの学会賞を受賞（詳細は第2章）することになるのですが、その時の日本では残念ながらそういう反応しかなかったのです。

## 「きみの論文を1個くれよ」

1985（昭和60）年に受精卵の研究で学位取得。論文作成にも学会発表にも精力的に取り組んでいました。

そんな私に対し、某教授が耳を疑うことをいってきました。

「きみの論文を1個くれよ」

そもそも、医学部はヒエラルキーの世界。論文の内容はまったく理解していなくても、実質的な訂正は何もせずに文章の〝てにをは〟を変えるという「指導」だけで名前を連ねられたり、論文（または同じようなデータ）を違う人の名前で別の学会誌に投稿されるダブルブッキングがあったりするなどは、すでに経験済みです。研究にかかわっていなくても何食わぬ顔で論文に名前を載せ、自らの実績にするという不正もまかり通っている世界です。自分より下の人間が書いた論文の盗用も搾取も、当時は珍しくはなかったのかもしれません。

「きみは論文をいっぱいもっているんだから、1個くらいいいじゃないか」

私にはまったく関係のない話で協力する筋合いはありません。

「そんなことはできません、自分で書けばいいじゃないですか」

「きみは教授のいうことが聞けないのか」

険悪な雰囲気になろうとも、「はい」というわけにはいきません。これ以上、日本にいても満足に研究できない。私はアメリカ留学を決意しました。

# 第2章　親に逆らいアメリカへ留学

# 留学先は〝米国初〟を成し遂げた研究所

## 何をいわれても、貫き通すつもりだった

親の敷いたレールのままに鹿大医学部医局員になった私は、とにかくそれまでに一度も親に逆らったことはありませんでした。特に父親は怖い存在でもあったため、自分の意見をいうことができなかった、というのもあります。

医局にいる私に、父は「いつ帰ってくるんだ」「もう、しんどい」「早く帰ってきてくれないと困る」と、ことあるごとに連絡をしてきました。体外受精の研究にのめり込んでいなければ、病院を継ぐためにすぐに帰っていたでしょう。

しかし、私は「これしかない」と思うものを見つけてしまいました。加えて、「日本ではもうやってられん！」とアメリカ留学も決めたのです。親にどれだけ反対されても、アメリカに行く意思を変える気はまったくありませんでした。

夢中になった時の私には何をいっても無駄だと知っていたので、父は半分諦めた、といった感じでした。母は何もいわず、静かに見守ってくれていました。

私はそれまでの人生で初めて父に逆らい、アメリカ留学の準備を始めました。

留学先はアメリカのバージニア州ノーフォークにあるジョーンズ生殖医学研究所（以降ジョーンズ研究所）。

1981（昭和56）年、イギリス、オーストラリアに次いで世界で3番目に体外受精を成功させたことで有名な研究所です。創立者はハワード・ジョーンズ博士。彼はジョンズ・ホプキンズ大学の教授でしたが、当時、体外受精は倫理的に許されない、という時代であり、大学で体外受精をすることができなかったため自ら立ち上げた、という経緯がある研究所です。

ちょうど、その研究所で技術のある人材を探しているという話を聞きつけた私はさっそく「留学したい」という旨の手紙を英語で書いて送りました。ほかにも3か所ほど手紙を送りましたが、ジョーンズ研究所から「採用」という連絡をもらえたので、第一希望通りの留学先に行くことが決まりました。

## あふれる希望、研究のためならタバコもやめた

ノーフォークはアメリカのバージニア州の南東部に位置する都市。軍港として栄えていたようですが、私の印象としては、ほのぼのとした普通の町。治安はそこまで悪そうではないし、エリートが多いニューヨークなどの大都市よりも人が温かい雰囲気でした。

ノーフォーク国際空港に降り立った私は、とにかく「やるぞ」という気持ちで、希望に満ちあふれていました。日本ではストレスからくるヘビースモーカーでしたが、研究のためならタバコさえ我慢できると思ったほどです（タバコを吸わない人には伝わらないたとえですが）。

というのも、アメリカでは、医者がタバコを吸うなんて考えられない、タバコを吸うような医者は信用できないという風潮だったのです。今は変わっているかもしれませんが、私が留学した約30年前、医者でもタバコがやめられない人は、敷地内のもっとも隔絶されたような場所に建てられた、収容所のような小屋で吸うしかない。日本を発つ時にはそれが常識だと知っていたから、降り立った瞬間から「もう、ここから

タバコは吸わない」と、すっぱりやめました。

## 給料ゼロからのスタート

日本の優秀な人材がアメリカで腕を磨こうと、徐々に留学し始めた時代でしたが、当時のアメリカは国として余裕がなくなっていた時代だったようで、最初の1年、給料はゼロ。日本から留学していた他の医者たちの大半も、無給だったと思います。

その後、研究が認められるようになって給料が出るようになりました。日本円にして年収400万～500万円くらいだったと思います。

研究所近くに自分で借りた家は4ベッドルームにテニスコートとプールまで付いた家。物価が安かったこともあり、贅沢な家を借りられるような時代でした。

## 自信があったはずの英語が、通じない！

高校時代から、なぜかアメリカに行きたいという思いがあって、「ホームステイに行かせてほしい」と親に頼んだことがありましたが、却下。留学への思いだけはふつふつとして英語だけは勉強していたので、留学が決まり、「英語が話せる」私は自信をもって意気揚々と渡米しました。

ところが、まったく言葉が通じない！

日本での中学・高校で得た知識はまったく生かされなかったのです。自分では完璧だと思っていたはずなのに、話せないし、聞き取れない。言葉が通じないということは、仕事ができないということです。何をいっても「はぁ?」という反応をされ、何かを話しかけられても「?」。言葉の壁を打破するために、最初の1年は死に物狂いで英語習得に取り組みました。私のイメージとしては、こうです。

1年経つと、相手が話していることがすべて理解できるようになる。

2年過ぎると、自分も話せてコミュニケーションが取れるようになる。

3年目は、完全体。現地の人と同等になり、ずっと、ここに居続けたくなる。

年齢など関係なく語学力はアップする。30歳を過ぎていた私は、身を以て証明しました。

## 語学力アップの近道は〝習うより慣れろ〟

語学力（この場合は英語）を身につけるため、通常は英会話教室などが選択肢にあ

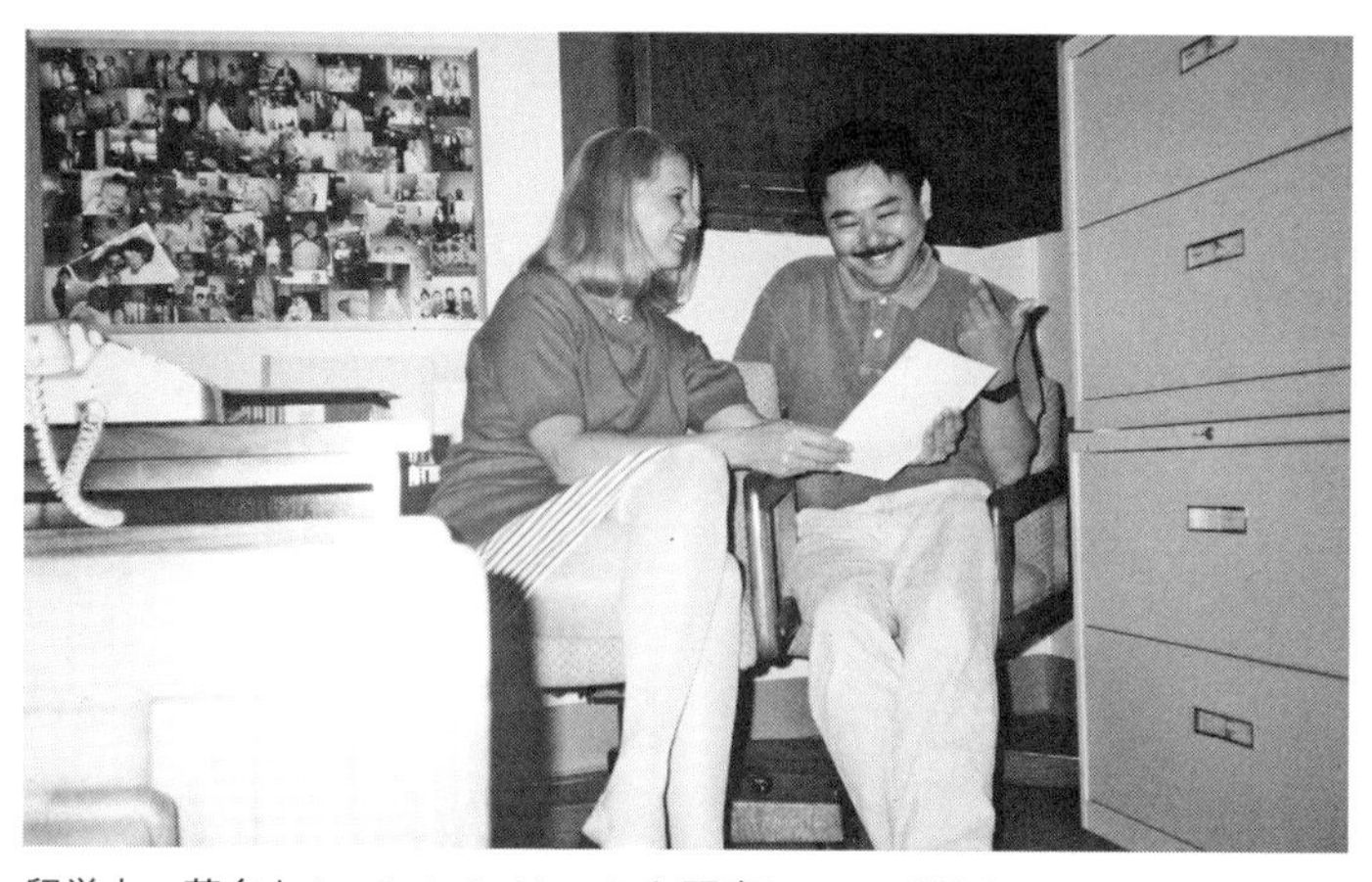
留学中、著名な Lucinda L. Veeck と研究について語る

がると思いますが、もっとも有効な方法は、英語圏に行き、日本人とは話をしないこと。これが一番です。または、英語圏の友達や恋人を作れば、日本にいながらにして同じような効果が得られるでしょう。

英語でのコミュニケーションが取れるようになれば、ようやくスタート地点です。医学に限らず、専門用語の外国語は難しいと思われるでしょうが、仕事の中で出てくる言葉ならすんなりと頭に入ってくるし、興味があるから論文を読むこともまったく苦になりません。言葉が通じずに最初こそ焦りましたが、その大変さを乗り越える価値があることを確信していたから頑張れたのだと思います。

# 日本でスルーされた論文が、学会賞受賞

## アメリカで評価され、予想外の最高賞

1989（平成元）年に留学した私は、その年の終わりにワシントンD.C.で開催されたアメリカ不妊学会で学会賞を受賞しました。受賞テーマは「卵管上皮細胞の培養の確立と共培養」。私が鹿大時代に論文発表をして、日本でまったく評価されなかった、あの論文です（第1章参照）。

留学後に少しだけ加筆はしていますが、半分以上は日本での仕事。研究所の私のボス、ゲアリー・ホッジェン博士に英文作成を指導してもらって提出したその論文が、最高賞を受賞したのです。

その瞬間を今でも鮮明に覚えています。

まさか自分の論文の受賞に祝杯をあげるとは思ってもいませんでした。

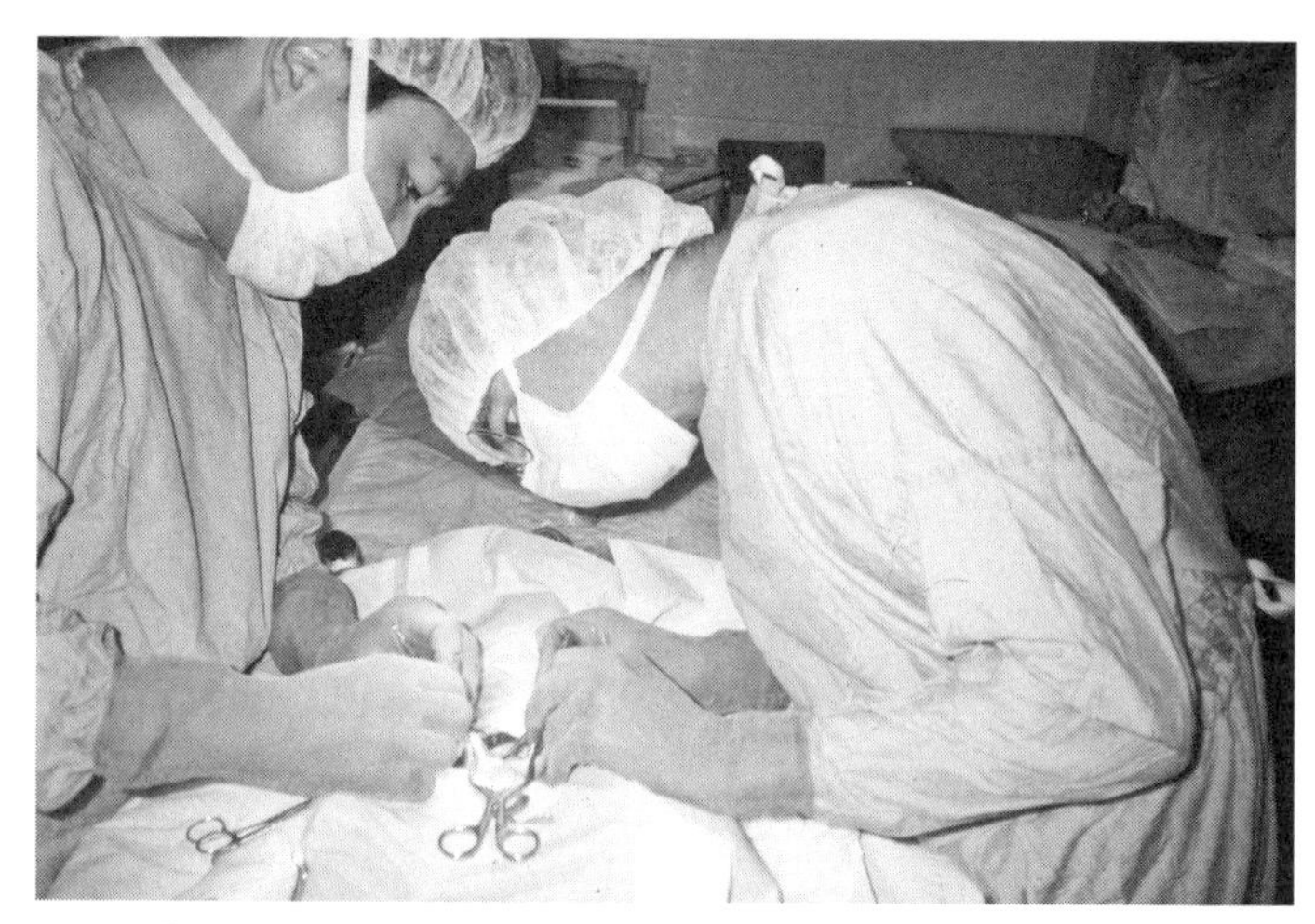

サルを使った着床前診断の基礎実験（著者は左）

研究所の同僚が私のところに走り寄ってきて「カズ、受賞しているよ！」というのです。審査に通った演題が貼り出されている会場に急いで向かうと、確かに受賞のマークが。

言葉の壁がまだあった留学1年目。まさか、学会賞を受賞するとは誰も思っていないし、自分自身でも信じられませんでした。なにせ、日本ではまったく相手にされなかったのですから。

でも、ボスのゲアリーは最初から「これは行ける！」と評価してくれていて、その信頼を裏切ることなく一度目の学会賞を受賞することができたのです。

## 二度目の学会賞、全米初に寄与

一度目の学会賞を受賞した翌年、なんと連続して二度目の学会賞を受賞することになるのです。

のちほど詳しく触れますが、私がアメリカで極めようとした研究は、着床前遺伝子診断。

人に応用するためにマウスで実験をし、成功すれば猿で実験。交尾をさせ、受精卵ができた段階で細胞の一つを猿の受精卵から取り出して着床前遺伝子診断をすることに成功すれば人へ、というステップを踏んでいて、留学2年目はちょうど猿での実験段階でした。

当時、私は受精卵から細胞を抜き取る新しい方法「エクストルージョン法」という技術を開発しました。体外受精をさせ、その受精卵が4細胞から8細胞になったとき、顕微鏡でのぞきながら細胞の一つを取り出す、という工程はそれまでの技術と同じです。しかし、私が開発した方法では、その取り出し方が異なります。

通常は受精卵に細いガラス管を差し入れて穴を1つあけ、そこから吸い取るという

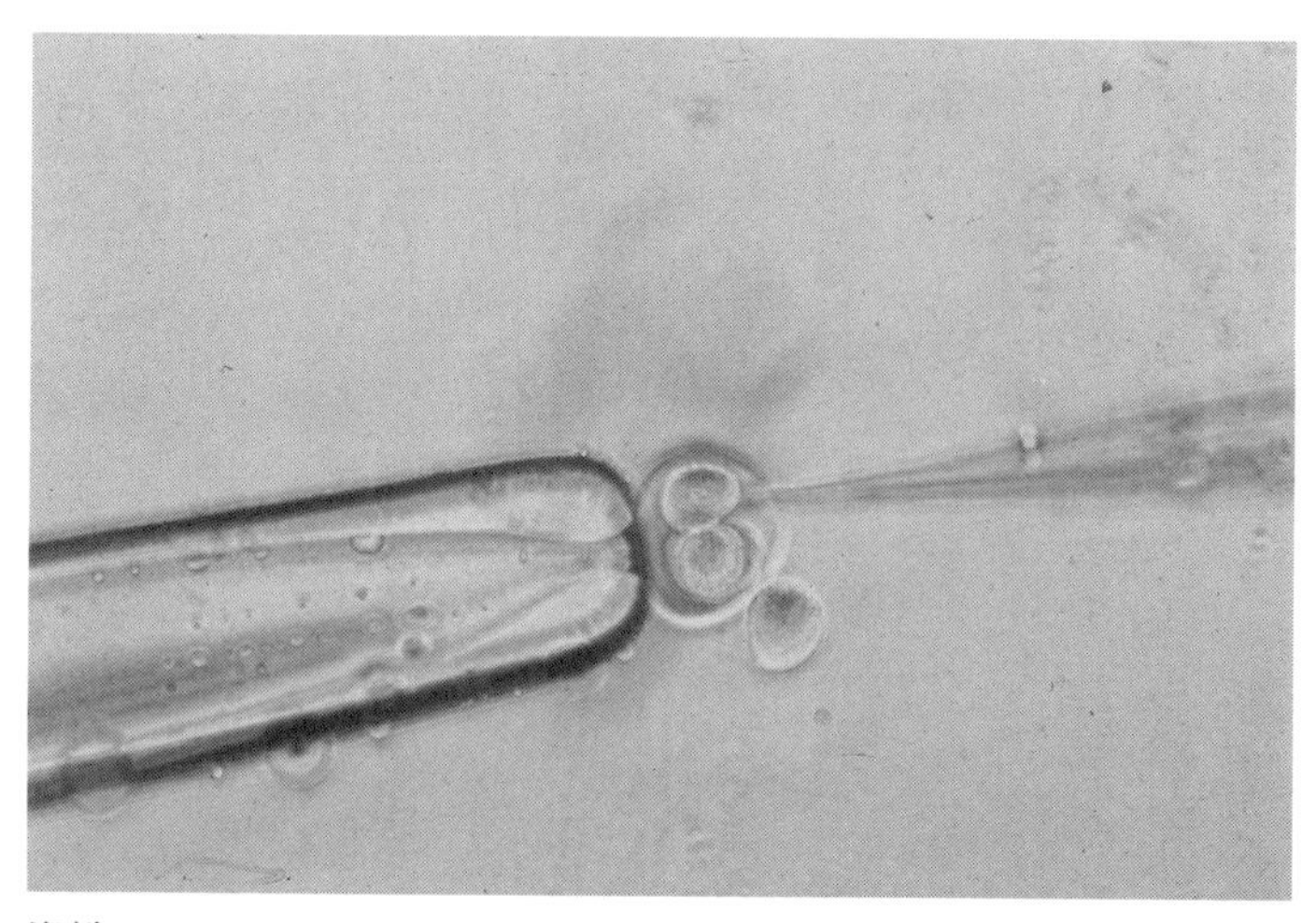

資料：エクストルージョンの画像（マウス胚）

方法。私が開発した方法は、ガラス管で細胞膜に穴を2つあけ、一方から液体を送り込みます。すると、一つだけ細胞が離れて反対側の穴から抜け出してきます。吸い出すという無理な力がかからず、自然に飛び出してきた細胞を採取するという方法を確立したのです。

受精卵の細胞を一つだけ取り出すとどうなるのか。その後の妊娠、出産、もしくは胎児に影響がでるかもしれない、大変なことが起きるかもしれない。まだ何もわかっていなかった当時、コーネル大学などでも同様の研究をしていましたが、猿を使って成功させた私の研究が、アメリカでの二度目の学会賞を受賞することができたのです。

この研究は、私の帰国後、研究所のスタッフが受け継いでさらに成功を重ね、１９９５（平成７）年、米国初、人での着床前遺伝子診断に成功。

当然、全米の新聞で大きく扱われました。のちに、チームの一員として、成功の礎を作った研究者として、私の名前を載せてもらっているのを見つけた時は、本当に誇らしかったです。

## アメリカン・ドリームを実感

一度目の学会賞は日本から持ってきた卵管上皮の研究。翌年二度目の学会賞は猿での着床前遺伝子診断の研究。連続して受賞するというのは難しく、今でも珍しいことではありますが、当時のトピックスとして、ラッキーな要素もあったのでしょう。

さすがアメリカだなと実感したのは、学会賞を受賞した翌日以降。電話が次々とかかってくるのです。

「次の年は俺がお前を雇うから来ないか」「給料をこれだけ出すから来てくれ」と、私の場合はカリフォルニアやケンタッキー、オハイオなど5か所ほど。

その中で、ケンタッキー州立大学とカリフォルニア大学に出向き、教授らと一緒に食事をしながら研究の話や生殖医療の現状、未来など、様々な話をしました。もちろん旅費などはすべて相手持ちです。

これぞアメリカン・ドリームだ、と興奮しました。

## 受賞後、日本でも変化が

私が留学をしている間に、ボスのゲアリーが日本の学会に招聘されて特別講演をしたことがありました。その時に、「猿の受精卵から細胞を取り出して着床前遺伝子診断を成功させ、アメリカで二度目の学会賞を受賞した」という私の業績を壇上で紹介してくれたというのです。

そのことを手紙で教えてくれたのは、学会に参加していた友人の医師、明樂重夫先生（元・日本医科大学教授）。

「かの有名なホッジェン博士が、こんなに素晴らしい研究をしている、とあなたの名前を何度も呼びながら紹介していましたよ」と。

世界的に有名なアメリカのホッジェン博士が、私のことを紹介していて、しかも学会賞を受賞したことを知ったからなのでしょう。

後日、日本での上司だった某教授から連絡が来たのです。「必要なものがあればサポートするから、何でもいってくれ」。

権威に「認められた」私に対し、何かしらの思惑があったのかもしれませんが、明らかに変化が起こったことを実感したできごとでした。

# これだけ違う、日本とアメリカ

## 論文に、名前を載せるか載せないか問題

日本とアメリカの違いを感じたのは、論文に名前を入れるか、入れないか。ボスのゲアリー・ホッジェンは、世界的に有名な教授であり、ジョーンズ研究所の研究部門のトップです。

その彼に指導してもらい、学会提出した論文が受賞したのだから、私は当然のように、研究者の名前の欄の最後に彼の名前を入れました。すると、「カズ、なんで俺の名前がここにあるんだい？　俺は英語の指導をしただけで何もコントリビュート（貢献）していないんだから、載せる必要はないよ」というのです。

一方、日本の一般的な論文では、特に指導を受けたというわけではなくても、上司

（大学なら教授、個人病院なら院長など）の名前を載せるという慣習が昔からあります。

「本当の指導者は、ゲアリーのような人のことをいうんだな」

日本とアメリカ、とても驚いた違いでした。

## 気さくさとシビアは紙一重

日本の場合、カンファレンス（治療の方向性を話し合う会議）の部屋に教授が入室すると、皆が直立して頭を下げ、敬意を表して迎え入れることが当然という考え方が、時としてあります。アメリカでは、偉大なるボスのゲアリーが研究中の私に「カズ、コーヒーを淹れてあげるよ」と、当たり前のように話しかけてきます。

ただし、シビアなところは日本以上。

私はアメリカでもマウスを使った研究をしていましたが、「今週きみはマウス△△匹で費用は○○ドルかかっている。1か月では○○ドル。これに対して、どれくらいの成果がでたのか。論文はいくつ書けたのか」と、詰めてくる。費用対効果については、かなり厳しく求められました。

## 評価の基準は実績と成果のみ

論文を作成する際、私はとにかく集中するタイプなので、徹夜して1週間で書き上げることも多々ありました。かたや、日本の某有名大学から来ていた一人は、時間をかけて真面目にコツコツ書き上げるというタイプ。それでいて成果が出ない。

するとボスは、私には「カズ、2~3週間どこかに遊びに行っていいぞ」といい、後者には「キミが出てくるだけで電気代がかかっているのに、データが上がってこないじゃないか。そんなことはやめろ」という。これも費用対効果。

同じように論文を完成させられるのであれば、1か月よりも1週間のほうが、評価されるというわけです。

その日本人の彼は、ことあるごとに「アイム ケーム フローム △△ユニバーシティ」と口にしていました。日本でこれをいうと「すごいですね」「有名な大学ですね」と褒められたり、ちやほやされたりします。でも、アメリカでこれをいっても、「それはどこだい?」「だからどうなんだい?」となる。何に所属しているかではない、その個人が何をしたか。評価基準はいたってシンプルでした。

## 80歳現役の研究者

日本でもっとも影響を受けたのは、丸山征郎先生と佐藤正宏先生（第1章参照）。アメリカでは当然、ボスのゲアリー・ホッジェンです。

そしてもう一人、ジョーンズ研究所の創立者であり、アメリカで初めてヒトでの体外受精に成功したハワード・ジョーンズ医師（故人）です。私がアメリカにいた頃すでに80代でしたが、朝6時半からのミーティングや勉強会にはよく顔を出していました。そして、私たちが与えられたテーマについて発表をすると、あらゆる角度からの質問を積極的に投げかけてくれるのですが、その時の緊張感は桁違い。私が去ったそれ以降も100歳を超えて毎日、研究所に顔を出し、誰よりも率先して研究をしていた情熱の塊のような人でした。

また、私は最近になって知ったのですが、手術の大家でもあるジョーンズは今から50年以上も前にトランスジェンダーのオペを行っていたのです。「体外受精はキリスト教に対する神への冒瀆（ぼうとく）だ」と激しい批判を受けて研究所を自ら創設した経緯があるジョーンズは、当時からとても先進的かつ「誰でも幸福になる権利がある」という理

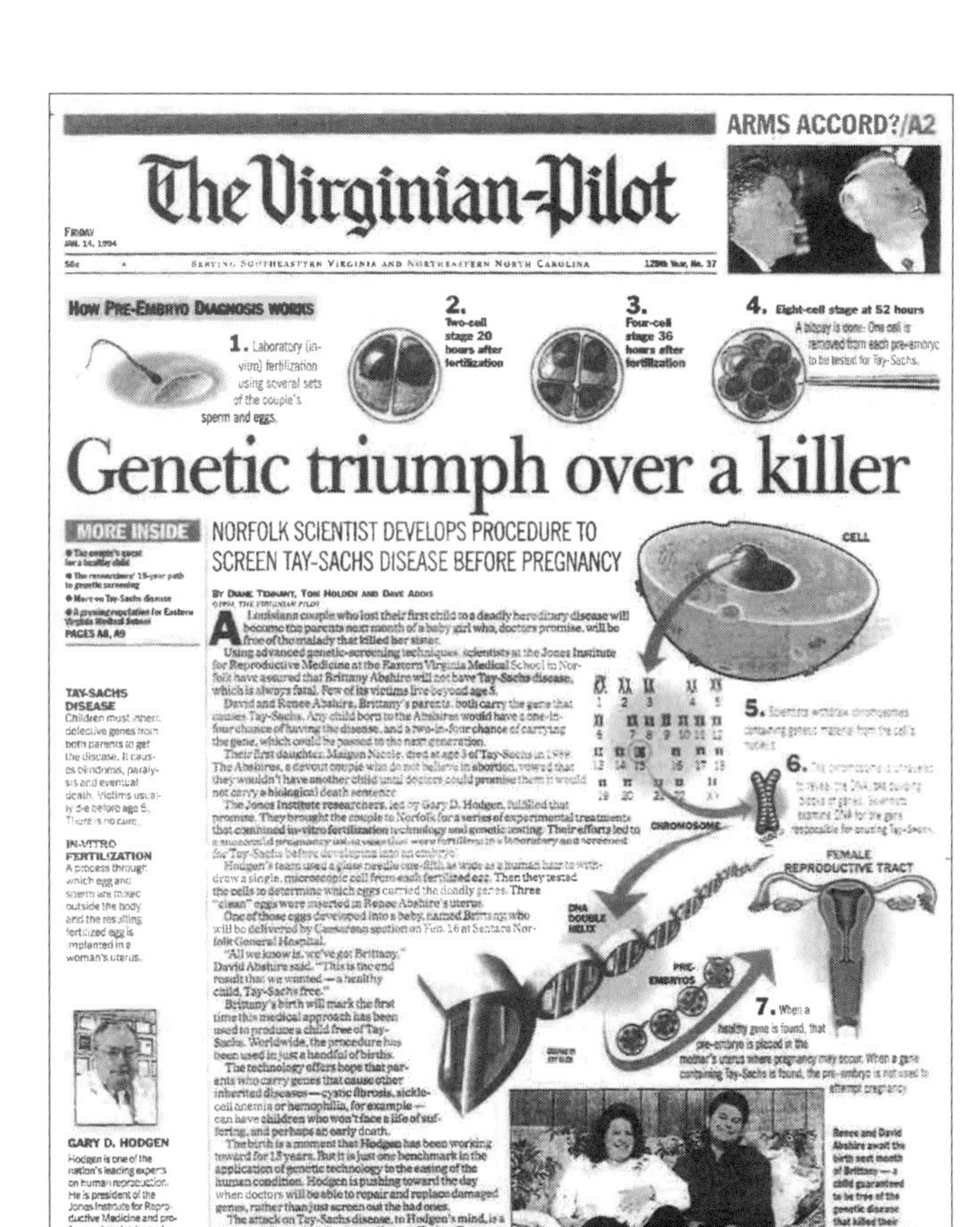

ARMS ACCORD?/A2

# The Virginian-Pilot

FRIDAY JAN. 14, 1994

SERVING SOUTHEASTERN VIRGINIA AND NORTHEASTERN NORTH CAROLINA



## Genetic triumph over a killer

MORE INSIDE

- The couple's quest for a healthy child
- The researchers' 15-year path to genetic screening
- More on Tay-Sachs disease
- A growing reputation for Eastern Virginia Medical School

PAGES A8, A9

### NORFOLK SCIENTIST DEVELOPS PROCEDURE TO SCREEN TAY-SACHS DISEASE BEFORE PREGNANCY

BY DIANE TENNANT, TOM HOLDEN AND DAVE ADDIS

©1994, THE VIRGINIAN-PILOT

A Louisiana couple who lost their first child to a deadly hereditary disease will become the parents next month of a baby girl who, doctors promise, will be free of the malady that killed her sister.

Using advanced genetic-screening techniques, scientists at the Jones Institute for Reproductive Medicine at the Eastern Virginia Medical School in Norfolk have assured that Brittany Abshire will not have Tay-Sachs disease, which is always fatal. Few of its victims live beyond age 5.

David and Renee Abshire, Brittany's parents, both carry the gene that causes Tay-Sachs. Any child born to the Abshires would have a one-in-four chance of having the disease, and a two-in-four chance of carrying the gene, which could be passed to the next generation.

Their first daughter, Maigon Nicole, died at age 3 of Tay-Sachs in [illegible]. The Abshires, a devout couple who do not believe in abortion, vowed that they wouldn't have another child until doctors could promise them it would not carry a biological death sentence.

The Jones Institute researchers, led by Gary D. Hodgen, fulfilled that promise. They brought the couple to Norfolk for a series of experimental treatments that combined in-vitro fertilization technology and genetic testing. Their efforts led to a successful pregnancy using eggs that were fertilized in a laboratory and screened for Tay-Sachs before developing into an embryo.

Hodgen's team used a glass needle one-fifth as wide as a human hair to withdraw a single, microscopic cell from each fertilized egg. Then they tested the cells to determine which eggs carried the deadly genes. Three "clean" eggs were inserted in Renee Abshire's uterus.

One of those eggs developed into a baby, named Brittany, who will be delivered by Caesarean section on Feb. 16 at Sentara Norfolk General Hospital.

"All we know is, we've got Brittany," David Abshire said. "This is the end result that we wanted — a healthy child, Tay-Sachs free."

Brittany's birth will mark the first time this medical approach has been used to produce a child free of Tay-Sachs. Worldwide, the procedure has been used in just a handful of births.

The technology offers hope that parents who carry genes that cause other inherited diseases — cystic fibrosis, sickle-cell anemia or hemophilia, for example — can have children who won't face a life of suffering, and perhaps an early death.

The birth is a moment that Hodgen has been working toward for 15 years. But it is just one benchmark in the application of genetic technology to the easing of the human condition. Hodgen is pushing toward the day when doctors will be able to repair and replace damaged genes, rather than just screen out the bad ones.

The attack on Tay-Sachs disease, to Hodgen's mind, is a clear use of genetic science to relieve suffering. But questions of ethics arise even at this fundamental stage of intervention in the process of human development.

As scientists stretch their ability to alter the codes that dictate the human form, these questions promise to grow as numerous and complex as the 100,000 genes that determine what each of us will be.

■ MORE ON PAGES A8, A9

**TAY-SACHS DISEASE**
Children must inherit defective genes from both parents to get the disease. It causes blindness, paralysis and eventual death. Victims usually die before age 5. There is no cure.

**IN-VITRO FERTILIZATION**
A process through which egg and sperm are mixed outside the body and the resulting fertilized egg is implanted in a woman's uterus.

**GARY D. HODGEN**
Hodgen is one of the nation's leading experts on human reproduction. He is president of the Jones Institute for Reproductive Medicine and professor of obstetrics and gynecology at Eastern Virginia Medical School. For 15 years, he has been working on a way to diagnose and screen out inherited diseases in pre-embryos, before a pregnancy is established.

Renee and David Abshire await the birth next month of Brittany — a child guaranteed to be free of the genetic disease that killed their first daughter. The couple live in Louisiana; Brittany will be born at Sentara Norfolk General Hospital.

米国初の着床前遺伝子診断の成功を報じた新聞記事

着床前遺伝子診断のチームリーダー、GARY D.HODGEN 氏と

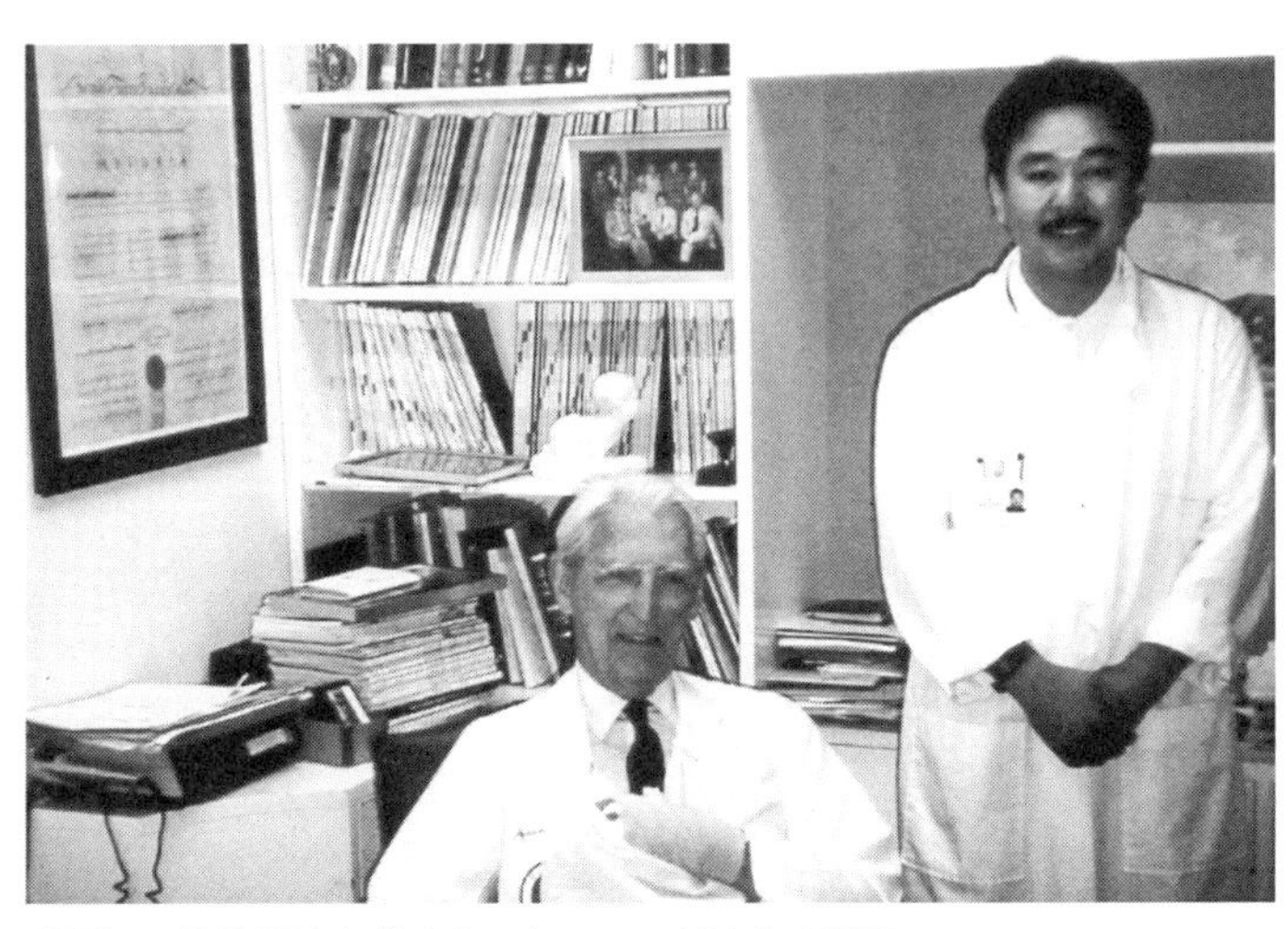

米国初の体外受精を成功させたJones博士との写真

念をもっていたのでしょう。彼もまた、私にとって最高の師であり、心底刺激を受けた研究者です。

## 米国にて、永遠の友と出会う

私と同時期に留学していた2人の日本人医師の存在も、私に影響を与えてくれました。30年以上経った今でも心の友。何があっても、揺るぎない信頼関係で繋がっている親友です。

一人は、オハイオ州立大学に留学していた明樂重夫先生（前出）。

もう一人は、同じ研究所に留学していた柴原浩章先生（前出）。

2人は分野こそ違いましたが、同年

代として、同じ産婦人科医として、一緒にアメリカで研究した仲間です。

ヒエラルキーのあった日本の医学会では、有名な大学出身であったり教授に気に入られないと評価されにくいという現実がありました。その中での私は、おべっかをいわず、人とはつるまず、ロビー活動もせず、どちらかというと〝孤高の人〟で、一般的に評価されていなかったかもしれません。そんなことも、すべて理解したうえで私を評価してくれたのが、この2人。

何かにつけ、「竹内先生は、ぶれないですね」といってくれた言葉は、今でも覚えています。

2人とも、この本を書くにあたって「何でも書いていいよ」といってくれたので、少しだけエピソードを書いておきたいと思います。

## 柴原浩章先生のこと

ジョーンズ研究所に留学した柴原先生は、生殖免疫が専門。ボスは違いましたが、同じ研究所だったのでお互いに心強く思える相手だったと思います。

留学当初は日本と勝手が違うアメリカの環境に少しストレスを感じていたようでし

た。一緒に来ていた奥さんに「あなたが帰りたいなら、僕も帰ってもいいよ」というものだから、「まあまあ、まあまあ」なんていいながら、なだめたり説得したりして引き留めたことがありました。

留学期間が終わって日本に帰ってから、現職の前の自治医科大助教授に就任した時は「きみが推薦してくれたから今の自分がある」といってくれました。もちろん、彼の実力や努力が素晴らしかったのはいうまでもありません。

## 明樂重夫先生のこと

留学中、日本の学会に招聘されたボスのゲアリーが壇上で私のことを紹介していた、と手紙で教えてくれたのが明樂先生。日本での婦人科の腹腔鏡手術において第一人者として知られる先生ですが、国際的に有名になっても、教授になっても、決して偉ぶることはありません。

留学先こそ違いましたが、アメリカのセントルイスで開催された産婦人科学会で初めて出会いました。当時はまだ、日本人は周りにほとんどいなかった時代です。一目で「日本の先生だ」とわかり、話しかけたことがきっかけで、現在まで30年以上にもなる家族ぐるみの付き合いが始まりました。

私はバージニア州、明樂先生はオハイオ州で距離は離れていましたが、ゴルフをしたりテニスをしたり、ある時はバーに行って一緒に飲んだり。夜を徹して研究について議論を交わしたこともあります。

のちに私が帰国して実家の産婦人科を継ぐことになった時には、「開業のノウハウを教えてもらいなさい」と、東京の有名な開業医である杉山産婦人科の杉山四郎先生（東京オペグループ名誉会長、故人）を紹介してくれました。開業後、何度も東京から鹿児島まで足を運んで、私の病院での腹腔鏡手術の立ち上げに力を貸してくれたのも明樂先生。医学の道だけでなく、ワインやジャズにも造詣が深く、教養豊かな文化人でもあります。

## プライベートも研究所の仲間と

ジョーンズ研究所があるバージニア州ノーフォークは季節の差が激しく、冬は零下20度ともものすごく寒いのですが、夏場はすごく暑い。でも、高温多湿の日本とは違ってジメジメしていないので非常に過ごしやすかったです。

オフの時間は、研究から離れてよく遊びました。

日本人は、日本人だけで集まる傾向にあったのですが、私は仕事のために英語を覚えたかったので、遊び仲間のほとんどが研究所で一緒だった面々。アメリカ人はもちろん、ドイツやジンバブエ、ブラジルなど様々な国から留学に来ていたメンバーで、一緒に魚釣りに行ったり自家製ビールを作ったりして過ごしました（個人のビール作りは日本では禁止されていますが、アメリカではＯＫでした）。

肉やピザは日本よりも格段においしくて、とにかくたくさん食べていたらものすごく太りました。今は65kgですが当時は85kgほど。でも、おいしいしサイズもでかいのだから仕方ありません。日本食が恋しくなることも一切なし。ホームシックどころか、寂しさを感じたことはほとんどありませんでした。

## 車のタイヤを盗まれる

アメリカという国は、日本のように治安がいいわけではないのも事実です。夜は出歩かないようにしていたし、公衆電話などに財布を忘れたら、戻ってこないのは当たり前でもありました。

朝起きて、研究所に行くためにガレージに向かうと「えらく車高が低いな」と感じたのもそのはず、なんと車のタイヤが4本ともない。そんな事件もありました。なんでも自由だけど、安全は自分で確保しなければならない。アメリカと日本の違いはこういうところでも強く実感しました。

## 動物愛護団体の襲撃

日本の医師国家資格しかもっていないため、アメリカでは患者さんを診る「臨床」はできません。それが私にとってはじつは、願ったり叶ったり。朝から晩まで、ひたすら研究の毎日でした。

ある日、午前0時頃に、猿を使った着床前遺伝子診断の研究をしていた時のことです。

檻に入れた猿を手前に引き寄せて注射を打とうとするのだけど、なかなかうまくいきません。何とか苦戦しながらもその作業をしていると、建物中に突然大きなサイレンが鳴り響いたのです。

そして、「誰かが侵入したぞ！」という声。

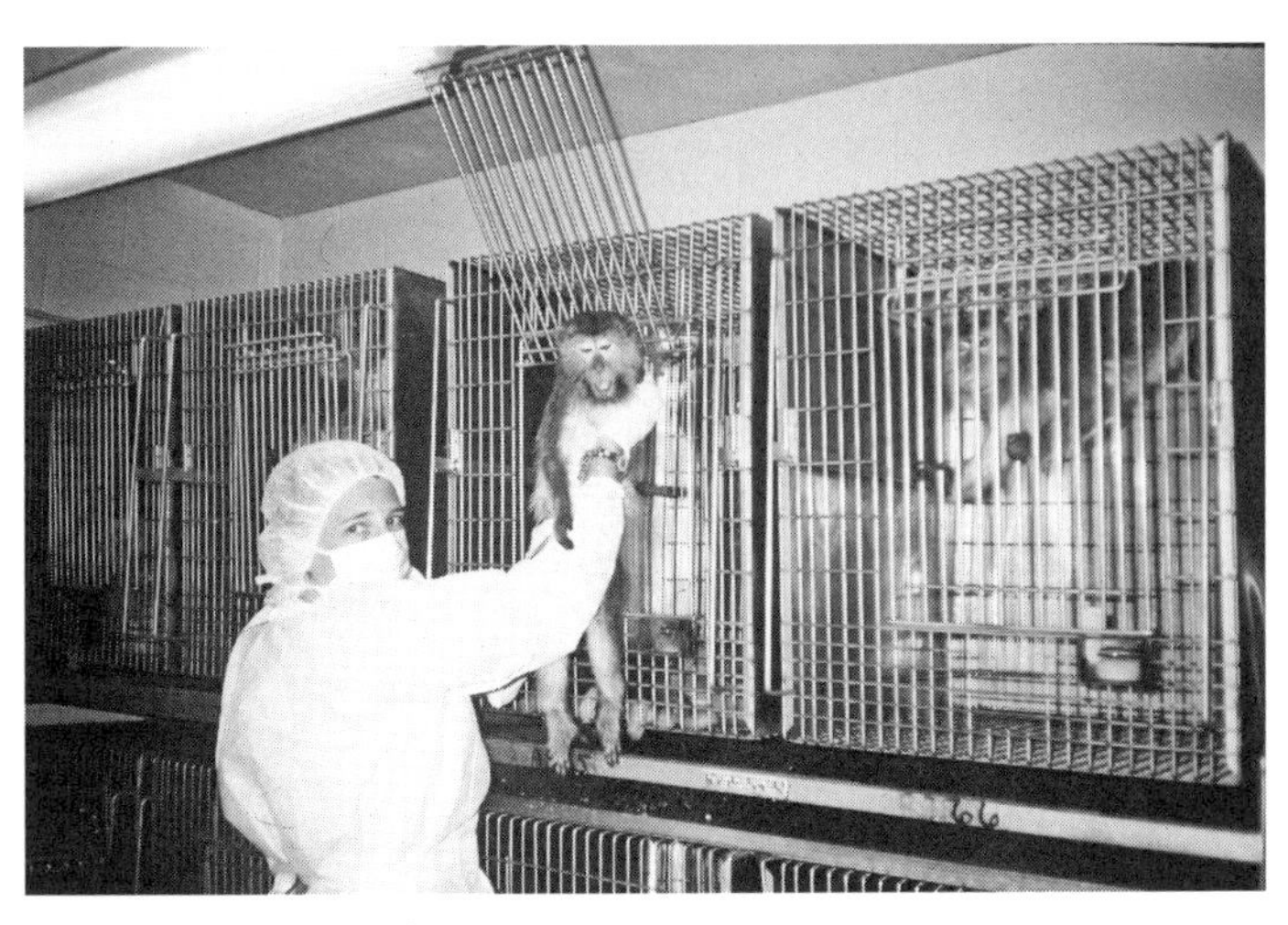

サルにホルモン注射を打つところ

何が起きているのかわからないうち、4~5人の動物愛護団体の人が「猿を解放しろ!」と私に向かってきました。しかも、銃を持った人もいる。警備員が来て追っ払ってくれたので事なきを得ましたが、あの時は本当に恐怖でした。

ジョーンズ研究所は猿の実験では全米で一、二を争う有名な施設だったので、そういう類（たぐい）の団体から目を付けられていたのでしょう。私が体験したのはこの時だけでしたが、そう珍しくはないことだったようです。

# 第3章　新米院長、経営と研究と

# 志半ば、病院を継ぐために帰国

## 突然知らされた、父の死

アメリカで二度の学会賞を受賞し、いよいよ研究者としても評価されてきて、「さあ、これからだ」と意気込んでいた時、父が急死した、という知らせが入りました。

留学中、私は一度も帰国をせず、家族との連絡もほとんど取っていませんでした。そんな私に対し、数少ない電話でのやりとりのなかで父が「強制的に学校に入れてすまなかった」といい出したことがありました。家を継ぐしかない、というレールを敷き、自分の思い通りにさせようとしたことが、心の中でひっかかっていたのかもしれません。

「俺はもう死ぬからな。病院を頼むぞ」

その時は、ただの悪い冗談だと思い、「そんなアホな、頼むからそんなことというなよ」といって電話を切りました。しかし、亡くなったのはその2日後。連絡をくれたのは確か、弟だったと記憶しています。

なぜ、突然亡くなったのかは不明ですが、もしかしたら、父なりに体の異変を感じていたのかもしれません。母は何か心配な節があったのか、「体がきついなら入院したらどうですか」と進言したそうです。

ところが、父はもともと人に頼るようなことが上手ではありません。「患者さんもおるのに、休むわけにはいかんやろ」と、医者としての責任感を優先して病院を開け続けていたそうです。

私も弟も鹿児島にいなかったわけだし、ちょうど年末の忙しい時期だったこともあって他人に手伝いを頼むことはできないと思ったのかもしれません。享年64歳の若さでした。

## 葬儀に向かう機内でのできごと

父の葬儀の日程が決まり、帰国するために飛行機に乗った時のこと。「乗客のなかに医者はいないか」という機内アナウンスが流れました。

手を挙げた私に、機長が「おばあさんがとても苦しんでいる。行くか戻るかを判断しろ」というのです。ちょうどワシントン上空から30分ほど経った頃でした。

アメリカに戻れば父の葬儀には出席できません。しかし、判断を間違えたら機内でおばあさんが亡くなるかもしれない……。非常に葛藤がありましたが、手当てができる道具は揃っていたので、日本に向かっても大丈夫だろうと判断しました。

成田空港に到着すると、待機していた救急車がおばあさんを連れて行き、その後、助かったと知らされました。おばあさんは退院してからずっと、感謝の手紙などを私に送ってくれました。もし、私が手を挙げなかったらどうなっていたのか。手当てが難しかったらアメリカに引き返していたかもしれません。しかし、引き返さなかったから葬儀に出席できました。

大げさかもしれませんが、あの時の判断には何か〝運命〟を感じています。予定通り葬儀に出席したあと、アメリカでの仕事が途中だった私はまたすぐに戻りました。

## 教授らのサポートで病院存続

父が他界し、院長不在の『竹内産婦人科』。葬儀後、アメリカに戻った私に、母は毎日のように電話をしてきては「帰ってこないと病院がつぶれる」「自分の貯金からお金を出して病院を存続させている」と泣いていました。

そういわれても、私は研究半ばであり、すでにそれなりのポジションにも就いていたので帰りたくない、というのが本音のところ。外科医の弟が東京から鹿児島に戻り、産婦人科医になって病院を継ぐという話もありましたが、当の私はどうしてもアメリカでの研究を続けたかったのです。

すると、別の方面から手助けをしてくれる人たちがいました。アメリカ不妊学会の学会賞を受賞したのを機に交流が再開していた鹿大の某教授が、医局の医師たちを病院に派遣してくれたのです。

私を帰国させる＝大学に戻す、という思惑もどうやらあったようなのですが、いずれにしても院長不在のまま診療を続けることができたので、その部分に関してはとても恩義を感じています。

そのうち、さらに頻繁に母から泣きの電話がかかってくるようになり、いよいよか、と諦めた私は、日本に帰ることを決めました。

教授の手配によって私は大学に戻り、『竹内産婦人科』は隣町の産婦人科院長・窪田源一郎先生に任せる、という話でまとまっていたのですが、ここでも予期せぬできごとが起こります。

鹿児島県を襲った「8・6竜ケ水の水害」の犠牲となり、窪田先生がお亡くなりになったのです。

再び、『竹内産婦人科』は院長不在となり、1991(平成3)年8月、私は院長に就任。同年11月に、『竹内レディースクリニック』へと名前を改めました。

## 申請却下、学問と距離を置く

私が帰国するまでの間、病院存続のために尽力してくれた恩がありましたから、並行して鹿大医学部にも籍を置きました。そして、毎週金曜をクリニックの休診日にして大学の後進に指導を行うとともに、着床前遺伝子診断の研究も継続しました。

1992(平成4)年、鹿大産婦人科の研究グループ(という名目で実質は私一人)が、人の受精卵を調べる「受精卵診断」の研究を開始し、翌年7月、全国で初めて「デュシェンヌ型筋ジストロフィー」など3つの遺伝性疾患を対象にした受精卵診断の実施を学内倫理委員会に申請しました。いったんは内定となるものの「障害者差別につながる」といった障害者団体などの反発が激しく、審議を中断。その後、同倫理委員会から日本産科婦人科学会（日産婦）へ「デュシェンヌ型筋ジストロフィーの子どもがいる30代の夫婦」を対象にした受精卵診断を申請しましたが、2000（平成12）年、直前になって不承認となりました。理由は「性別を判定するだけでなく、病気の原因となる遺伝子からも診断する必要があり、最適な方法とはいえない」ということでした。

慶應義塾大学が日本で第一号として承認されたのが2004（平成16）年でしたから、私（鹿大）の申請が承認されていれば〝日本初〟の施設となるはずでした。

このできごとを境に私は大学の講師をやめ、クリニックで診察しながら、独自で研究をつづけることにしました。

## 全米初の快挙を知らず

時を同じくして、アメリカの留学先だったジョーンズ研究所では、ある快挙を成し遂げていました。

1995（平成7）年、第2章でも触れた、〝全米初〟となる人での着床前遺伝子診断の成功です。

全米のトップ記事になり、当時のアメリカの大統領だったビル・クリントン氏もコメントを寄せていました。

しかし、その頃の私といえば、病院の立て直しで精一杯。大学には成功を知らせる手紙が研究所から届いていたのですが、すでに大学から離れていた私は、そのことをまったく知らなかったのです。大学のスタッフは特に重要なものとして認識していなかったのでしょう。ほかにも、諸外国から私の着床前遺伝子診断の論文に対する問い合わせの書類などがあったようなのですが、何年か経ってからようやく、箱詰めにされたそれらが手元に届いたことで初めて知ることになりました。

日本でも話題に上らなかったのか、私自身が日本の学会などとかかわっていなかったから耳に入らなかったのかはわかりませんが、アメリカで成功したという事実さえも1995年の時点では知りませんでした。

その数年後には、さらに驚くことがありました。

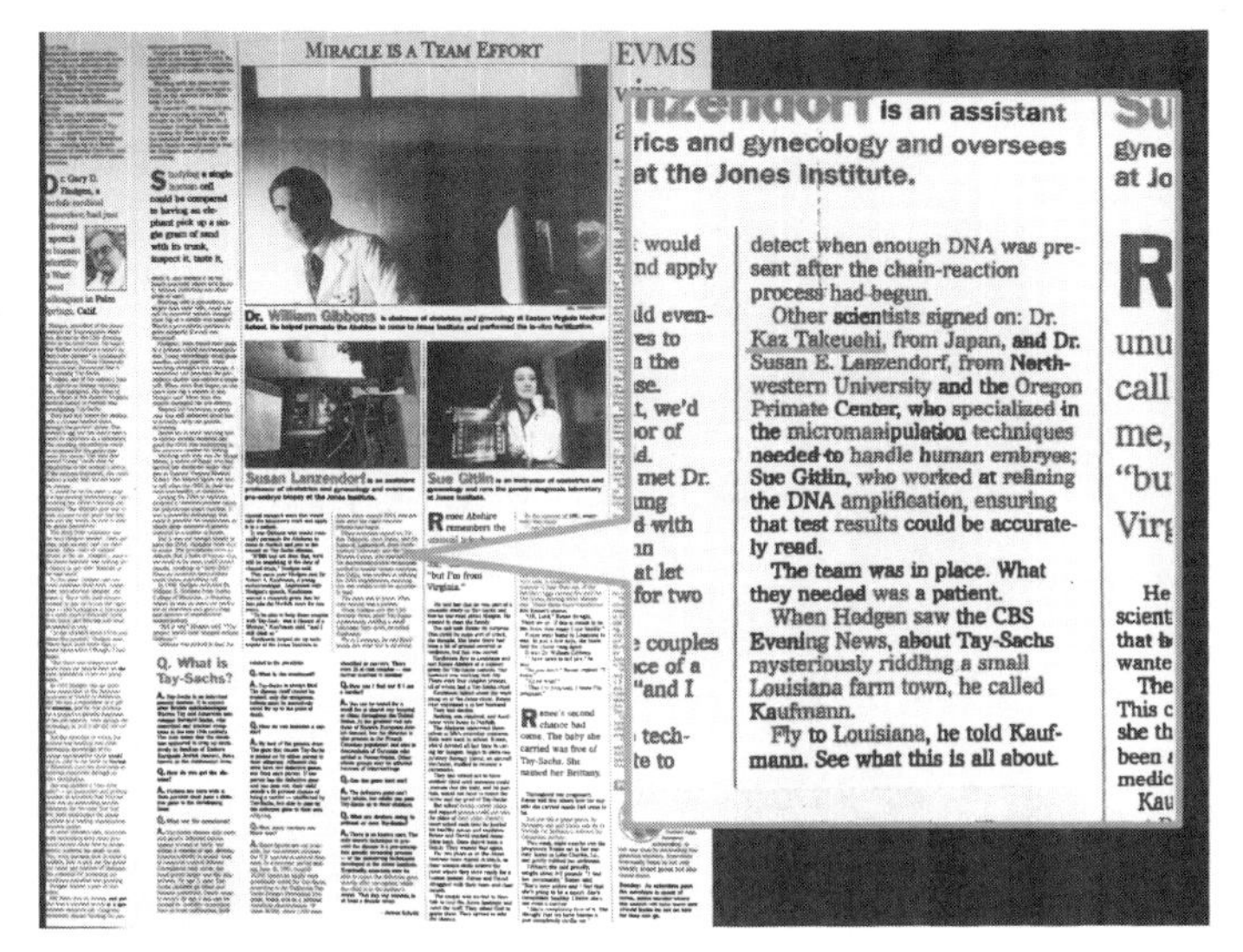

MIRACLE IS A TEAM EFFORT

EVMS

...nzendorf is an assistant ...rics and gynecology and oversees ...at the Jones Institute.

detect when enough DNA was present after the chain-reaction process had begun.

Other scientists signed on: Dr. Kaz Takeuchi, from Japan, and Dr. Susan E. Lanzendorf, from Northwestern University and the Oregon Primate Center, who specialized in the micromanipulation techniques needed to handle human embryos; Sue Gitlin, who worked at refining the DNA amplification, ensuring that test results could be accurately read.

The team was in place. What they needed was a patient.

When Hedgen saw the CBS Evening News, about Tay-Sachs mysteriously riddling a small Louisiana farm town, he called Kaufmann.

Fly to Louisiana, he told Kaufmann. See what this is all about.

Q. What is Tay-Sachs?

アメリカの新聞記事

## アメリカで自分の記事を見つけた

帰国後の忙しさで、私はしばらくの間、海外の国際学会には一切行くことができませんでした。少しずつ余裕が出てきた頃、知り合いの先生に留守の間の病院を頼み、ようやくアメリカの学会に参加。せっかくなので、留学先のジョーンズ研究所を久しぶりに訪ねることにしました。

事前にアポを入れ、研究所の人に所内を案内してもらっていた時のことです。廊下の掲示板を何気なく見ていると、「全米初の人での着床前遺伝子診断に成功した」という当時の新聞が貼ってあったのです。そこにはなんと、私の名前が書かれているではありませんか。「日本から来た竹内が成功に貢献した」という記事です。すぐにその新聞を写真に撮り、日本の学会などで紹介しました。

しかし、日本の医学会ではその後の10年ほど、着床前遺伝子診断のことはあまり話題には上がらなかったような気がします。

# 病院改革は人間教育が第一優先

## 鹿児島初・南九州初を成功させる

体外受精や顕微授精はアメリカ留学時代からの積み重ねがあります。

帰国してすぐの１９９２（平成４）年２月、鹿児島で初めての体外受精による妊娠、１９９３（平成５）年５月、体外受精児の初出産に成功。１９９５（平成７）年、南九州初の顕微授精初妊娠、１９９６（平成８）年初出産。同年には精巣内精子回収術（ＴＥＳＥ）による初妊娠、翌年初出産に成功。

当時の日本では体外受精の症例数が年間に数例程度で一般的にはあまり知られていませんでした。

ましてや、南九州の鹿児島という地では、体外受精そのものを知らない人も多かったため、地元の新聞に掲載された時はとても話題になりました。

病院を立て直しながら、着々と、地元での実績を積んでいくことはできましたが、しばらくは医師一人体制だったため、臨床と研究の両立は決して楽ではありません。夕方まで診療をして、終わればまた明け方頃までずっと体外受精の研究に明け暮れました。

体外受精をしている最中に突然、「お産ですよ！」と召集がかかることは毎度のこと。こればっかりは、どうにもなりません。一時的に生体（卵子・精子）をインキュベーター（培養器）に戻して分娩室に走り、終わったらまた研究を続行。今なら受精卵を専門的に取り扱う胚培養士がいますが、当時はすべて私一人で行いました。

結局、私は研究が好きなのでしょう。お産と生殖医療の両立でどんなに忙しくても、研究自体を辛いと思ったことなどはまったくありませんでした。

## 苦戦を強いられたスタッフ教育

自分の病院ですから、誰に遠慮することなく好きな研究に没頭できるのはとても喜ばしいことでしたが、院長の立場としての私にとっては、頭を悩ます問題が山積みでした。

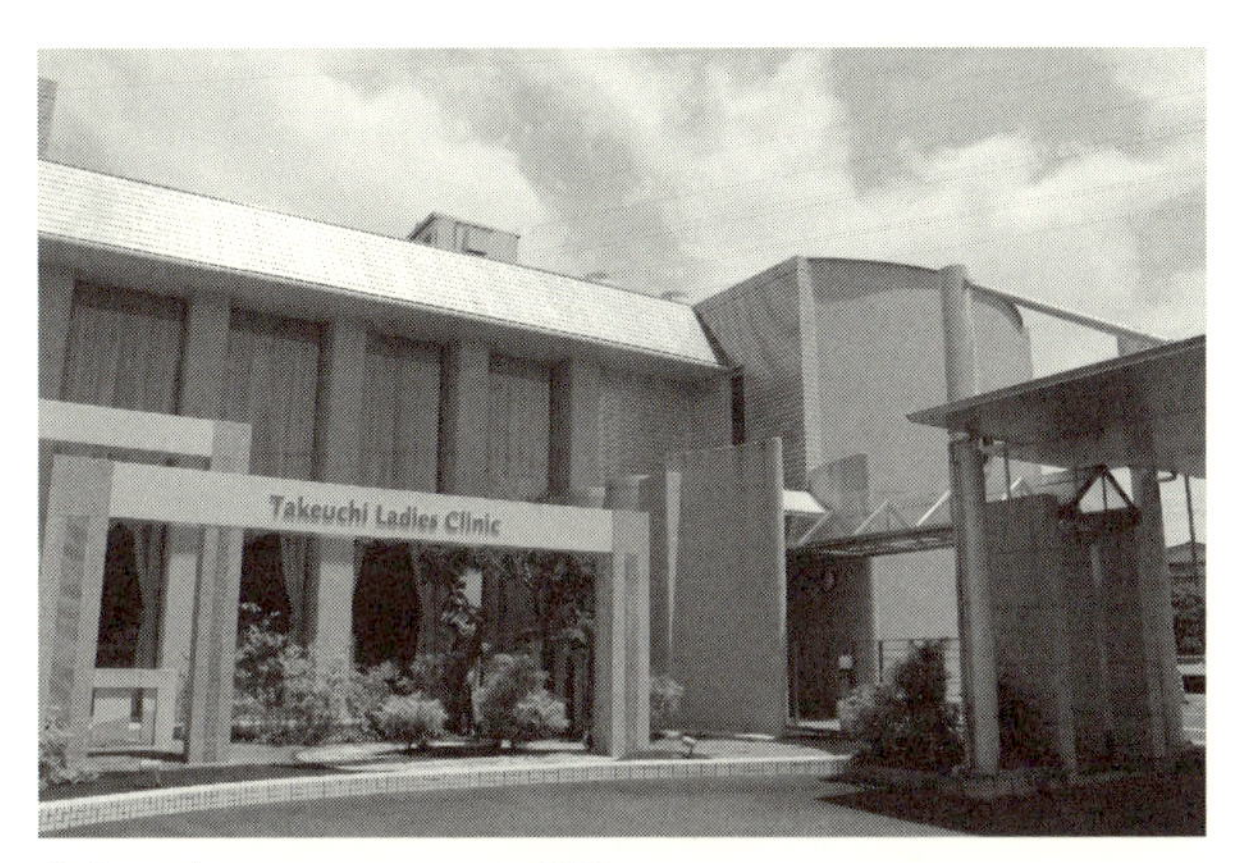


竹内レディースクリニック外観

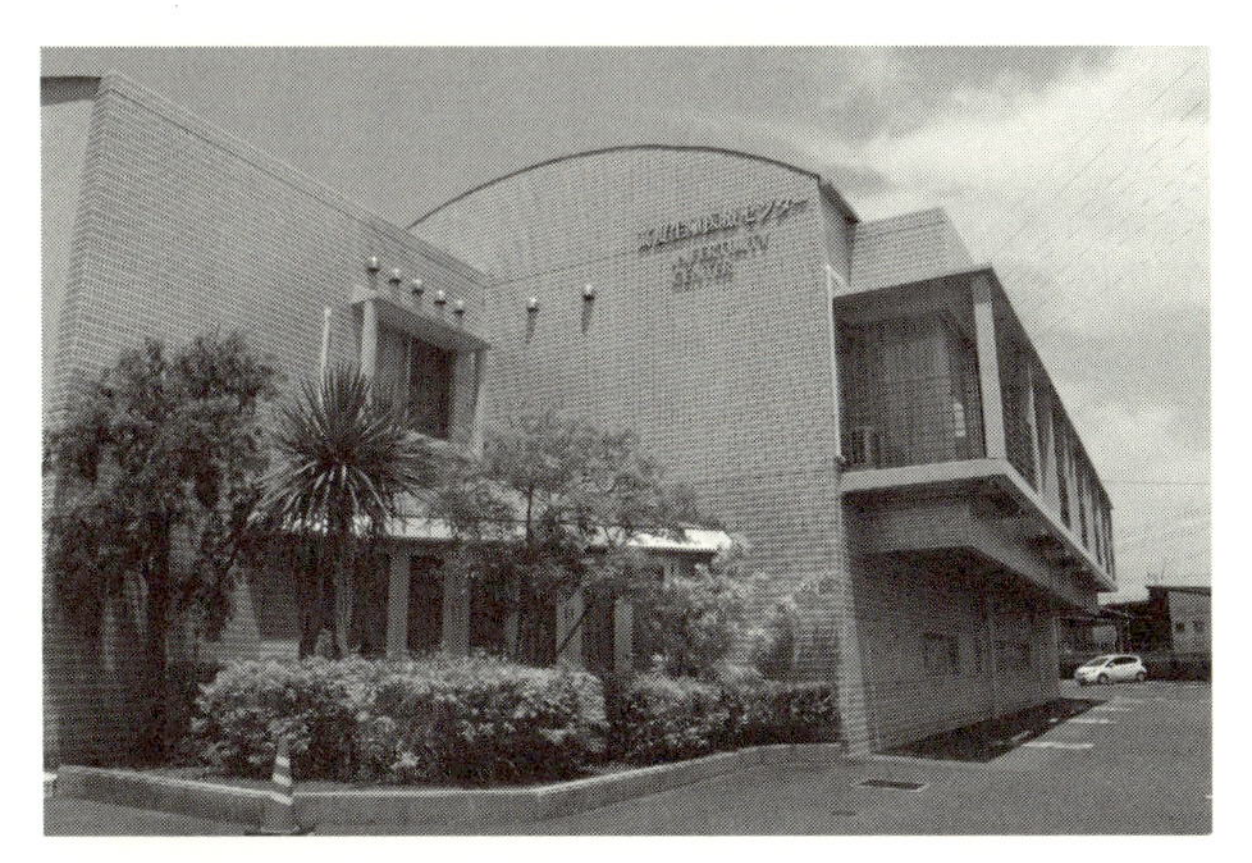

高度生殖医療センター

もっとも大きな問題は、病院スタッフのこと。お産が中心の代々医者家業を営んでいる個人病院です。言葉を選べば、スタッフたちは、のんびりとした自由な環境を普通だと思って、長年働いていた人たちというわけです。ナースステーションでタバコを吸う看護師もいれば、「前の院長にそんなことをいわれたことはない」と怒り出す看護師もいました。いわば、ゼロからのスタートよりも大変な状況が目の前にあって、当然、私も毎日イライラが募ります。

もちろん、責任はトップにありますが、長年〝居心地のいい〟職場で与えられた仕事だけをこなせばよかった看護師たちには、「自分で考える」という意識はまったくなかったのです。仕事といえば注射と採血だけをしていれば良いという認識。病院の信頼を損なう可能性があるようなスタッフもいるなど、頻繁に起こる問題は、通常予測できるものとはまったく異なるレベルのものばかりでした。

なんとかしなければ、お産はもちろん体外受精や着床前遺伝子診断の研究どころではありません。院長就任から1~2年は、徹底的にスタッフ教育に取り組みました。医療に対する考え方の違いや、私の方針に付いていけないスタッフは次々と辞めていきましたが、どんなに厳しく指導しても付いてきてくれたスタッフの成長は目を見張るものがありました。今ではスタッフ総勢100名。人選に悩んだ事務局長職にも、安心して任せられるスタッフを見つけることができました。1997（平成9）年からは「自ら学び、研究する」という意識改革の取り組みとして、院内研究発表会をスタート。不妊センターも開設しました。

高度生殖補助医療（ART）を提供する病院のレベルとして、ようやくスタートラインに立てたと思えたのが、この頃です。

## 病院を新築移転し、ラボの採用条件も一新

私が受け継いだ病院は、父が1965（昭和40）年に建て直した建物です。就任後はとにかく、スタッフの教育や院内の状況を落ち着かせることで精一杯でしたが、10年ほど経ち、ようやく軌道にのった2002（平成14）年、現在の場所に新築移転。これを機に、不妊治療にかかわるラボの採用条件を、大学の農学部出身者や家畜繁殖の経験者を中心に採用することに決めました。

当時の私は「自分と同レベルで仕事ができるはずだ」という思い込みがあって、スタッフに求める要求も当然高くなっていました。しかし、当時のスタッフの経験数や技術ではレベル的に難しかったようなのです。「なぜ、同じことができないんだ」といわれたところで、本人たちもどうしようもない。

泣かせてしまうことも多く、採用してもすぐに辞めてしまうような状況でした。採用条件を限ったのは、それが理由です。

これが、スタッフにとっても大きなターニングポイントになりました。

以前は私の要求が高くても何とか応えていたのは、「院長に怒られるから」というのがスタッフたちの本音で、要求に真っ正面から応えられる人材がいなかったのです。しかし、農学部や家畜繁殖の出身者は入職時から一定のレベルにあります。彼らと一緒に働くことによって、徐々にほかのスタッフのモチベーションも上がり、今では論文を書いたり国際学会で発表できるまでに成長しました。

## 月1の勉強会で〝使える〟スキルを磨く

『竹内レディースクリニック』の高度生殖補助医療（ART）は、国内の大学病院・プライベートクリニックの中では、かなり上位に入る成績だと思っています。それを支えてくれているのは、やはりスタッフです。

医者とラボ、看護師の全員で月に1回、体外受精の勉強会を行います。前月の妊娠率の状況や、妊娠不成立の原因について、一同で確認。抄読会といって、英文の論文などを用いて読む力・理解する力を身につける訓練もしています。

特に、妊娠不成立だった患者さんについては、「なぜ、妊娠しなかったのか」「卵の状態はどうだったのか」ということを徹底的に議論し、共有します。卵を扱うのは人ですから、「今、目の前の患者さんに何が起こっているのか」をじゅうぶんに理解し、何をすべきかを個々で考える力を身につけるために必要な勉強会です。

やる気のあるスタッフというのは、こちらから何かを提示しなくても自らが率先して学ぼうという姿勢を見せてきます。体外受精を勉強したいという意欲をもっていた若い看護師を、国内のARTの先駆けとして精力的に治療を行っていたクリニックへ、見学に連れて行ったこともありました。

意識改革や勉強の必要性は、スタッフだけには限りません。

1990年代、体外受精は世間的にもあまり知られておらず、成功率も高くはなかった時代です。「試験管ベビー」ともいわれ、当然、患者さんたちにも強い抵抗感がありました。一般的な治療では妊娠成立が難しそうな患者さんに体外受精を勧めても、「したくない」「するつもりはない」と、大半の人は抵抗があって体外受精を選択しません。最終的には赤ちゃんを諦めなければならなかったとしてもです。

「不妊治療を正しく知りましょう」「体外受精とはこういうものだよ」。

一般の人にもっとわかりやすく説明する必要があると確信した私は、院内では患者さん向けの「不妊症教室」を開き、2000（平成12）年からは地元テレビ局との共催で「MBCセミナー」という不妊症講座を開講しました。

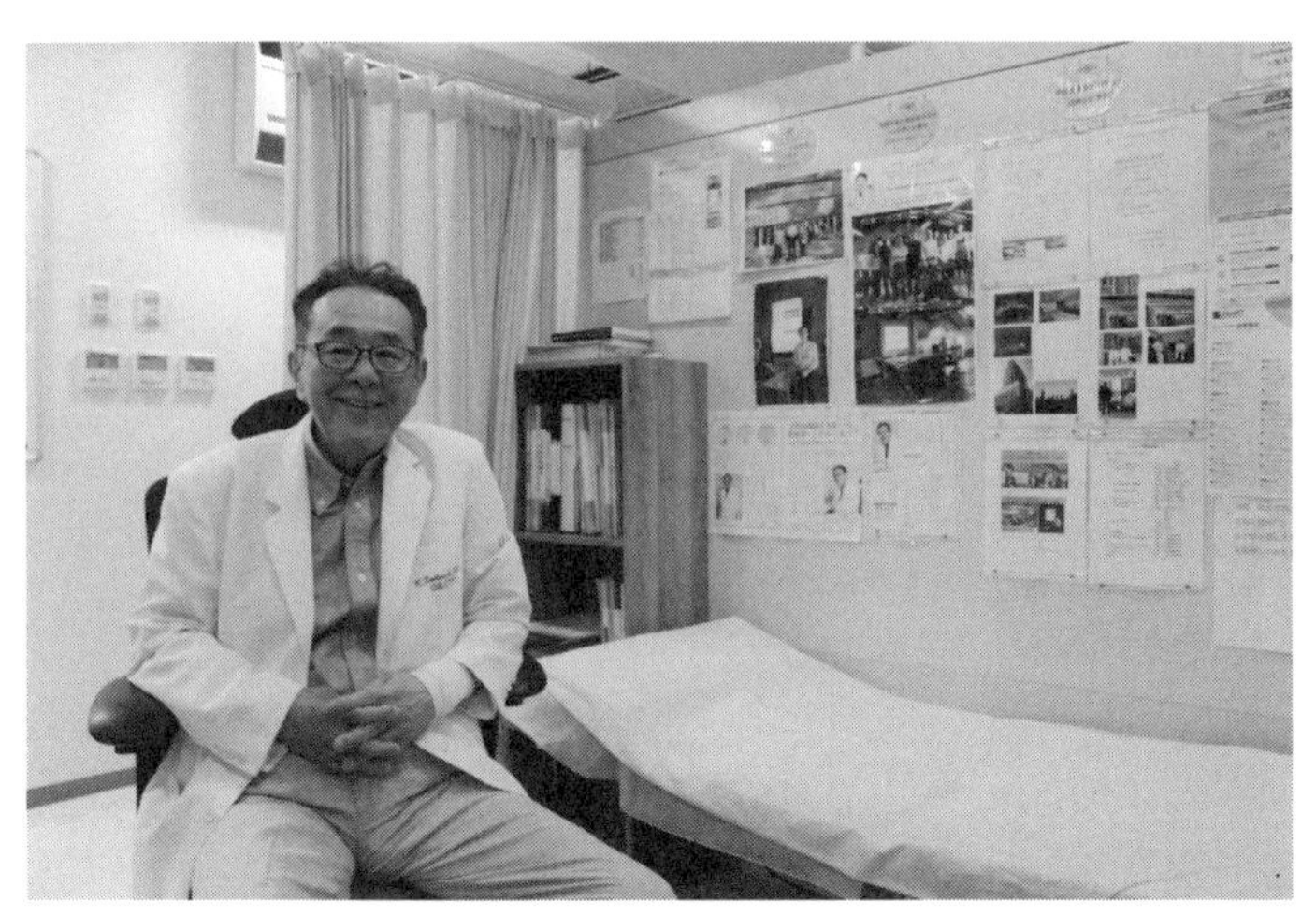

院内での著者

## 妻、美穂医師のこと

妻として医師として、私を支え続けてくれている竹内美穂医師についても、少し触れておきたいと思います。

知り合ったのは、まだ私が一人体制で病院を切り盛りしていた頃。

鹿大医学部に夜の分娩ができる産科医の派遣を依頼した際に、応援に来てくれたのが妻でした。

すぐに産科医として優秀だということは気づきましたが、10歳下という年齢差を感じさせず、何かとてもウマが合うという印象。本気で「この人だ!」と思い、プロポーズして1993(平成5)年に結婚、翌年には長男が誕生しました。

当初は助産師がおらず、産科医の彼女には通常の分娩や帝王切開はもちろん、助産業務まで担当してもらっていたため、一部の患者さん家族からは助産師だと思われていたようです。

そのうち、産科を任せるようになり、産科医としての仕事と育児とで、とても多忙な日々を過ごしていたと思いますが、私が研究に没頭することに対しては良き理解者として見守ってくれました。

また、私のことを「やりたくないことは、絶対にしないよね」と見透かして、対外的に問題や失礼がないようにと、私が気づかないうちに軌道修正をしてくれていることも多々あります。

経営と臨床という慣れない仕事に追われ、病院を立て直しながら研究を続けられたのも、彼女のサポートがあったからといっても過言ではありません。

## 高度生殖医療センター設立

### 有名な胚培養士を招く

1994（平成6）年7月、鹿児島で開催された「日本受精着床学会総会・学術講演会」に、私はアメリカのジョーンズ研究所で同僚だったルシンダ・ビーク博士を招聘しました。彼女は着床前遺伝子診断を一緒に研究していたチームの一員。胚培養士の先駆けの一人として、アメリカ初の、人での着床前遺伝子診断の成功時に、受精卵操作を担当した女性です。

今の若い医師は知らないかもしれませんが、我々の年代の高度生殖補助医療（ART）をしている医者や技術者で知らない人はいないというほど業界では有名人。受精卵のグレードを評価する「ビーク分類」の開発者でもあり、胚培養士のバイブルにもなっている著書※（編集も含む）や論文も多数あります。この頃の日本にはまだ胚培養

※『An Atlas of Human Gametes and Conceptuses』

士の資格制度がなかった時代でしたから、制度の必要性を知らしめたいという思いもありました。

もちろん、私の病院にも彼女を案内しました。当時の不妊センターはとても完成形とはいえず、彼女にも「もう少し、きちんとしたものを用意しないとダメよ」といわれました。そういう評価になるとはわかってはいましたが、お産と研究と経営と、たくさんのわらじを履いていた私にはそこまでの余裕はありません。生殖医療だけをしていればいいのならば、もっと早い時期に施設を造っていたでしょう。

スタッフたちは、彼女の来院にとても刺激を受けていました。すでに意識高く成長した彼らは、胚培養士がどのような存在なのかを知っています。「すごい人が、わざわざ来てくれた！」「彼女のようになるためにはどうすればいいのか」と、さらなるモチベーション向上に繋がったようです。

## 日本の胚培養士の地位とレベルを高めたい

日本での胚培養士の資格制度は、2001（平成13）年に日本臨床エンブリオロジスト学会、翌年に日本哺乳動物卵子学会によって始まりました。現在、『竹内レディースクリニック』の高度生殖補助医療（ＡＲＴ）を支えている胚培養士は、農学部や家畜繁殖系で豚や牛の受精卵を研究していた人が中心ですが、中には理学部など畑違いの分野の出身者もいます。皆、入職してから人の生殖医療に携わるようになり、経験を積み、努力をして胚培養士の資格を取りました。

日本の胚培養士について、私としてはその地位をもっと高めてほしい、価値を認めてほしいという思いがあります。

アメリカでは、留学していた約30年前にはすでに、卵に関しては私などより胚培養士のほうが詳しく、指導してくれるほどのレベルでした。

しかし、日本では違います。専門の技術者であるのに、医者の指示がなければできないことが多く、仕事内容が制限されています。せめて医者と同等であるべきなのですが、私の印象では残念ながらそうとはいい難いのが現状だといえるでしょう。

## 胚培養士の資格制度に異を唱え続ける

日本の胚培養士の資格制度に関しては、問題点もあると思っています。２０１５（平成27）年の時点で１３２３名が資格認定されていますが、同じ胚培養士でありながら、一定ランクに満たない技術者も少なからずいるのです。

その理由の一つとして、日本のＡＲＴ登録施設数の異常さにあります。２０２０（令和2）年7月の時点で全国に６１３施設。アメリカ全土でも約４７０施設、イギリスでは２０１８（平成30）年時点で約１３０施設。

人口比で見ても、日本の登録施設がどれだけ多いのか、一目瞭然です。

近年は、施設数に比べて胚培養士が不足していることもあり、資格取得を急ぐ傾向にあるようです。資格条件の経験年数よりも早く受けさせようとする施設が増えているという話も聞きます。これでは、レベルの低い資格保有者が生まれるのも当然だといえるでしょう。

アメリカでは、扱った卵の数や、経験年数が厳格に決められています。当然、私もスタッフたちには「技術が伴わなければ、いくら経験年数が足りていても資格は受けさせない」と断言しています。

胚培養士の資格を狭き門にして優れた技術者のみを認定し、その代わりに医者と同等レベルの地位まで上げてほしい。実現までは時間がかかるかもしれませんが、私は声をあげ続けていきます。

## 念願の高度生殖医療センター完成

病院を継いだ当初は「不妊センター」という名称で高度生殖補助医療（ＡＲＴ）に取り組んでいましたが、体外受精の成績をさらに上げたいと考え、２０１０（平成22）年、既存の建物に増築する形で「高度生殖医療センター」を建てました。

本来なら、まだアメリカに残って研究を続けていたかもしれません。アメリカ初の人での着床前遺伝子診断成功時、私もその現場にいたはずだったのです。父が亡くなり、帰国するしかなくなりましたが、「研究を続けたかった」という思いが消えることはありませんでした。それを、どうにかして解消したかったという気持ちもあったと思います。

さまざまな思いを込め、センター建設に着手。何を手本にするでもなく自分自身が考えうる最高の施設を目指しました。

卵を扱う部屋が陽圧ダンバーになっていて、菌や部屋のゴミや小さなほこりなどが全部外に出ていく仕組みになっています。そこに入室する人間も、宇宙服のような服を着て入っていくことがルールです。フィルターは、何か月置きかに交換するので、

## 高度生殖医療センター

### 生殖医療への思いを形にしたセンターです

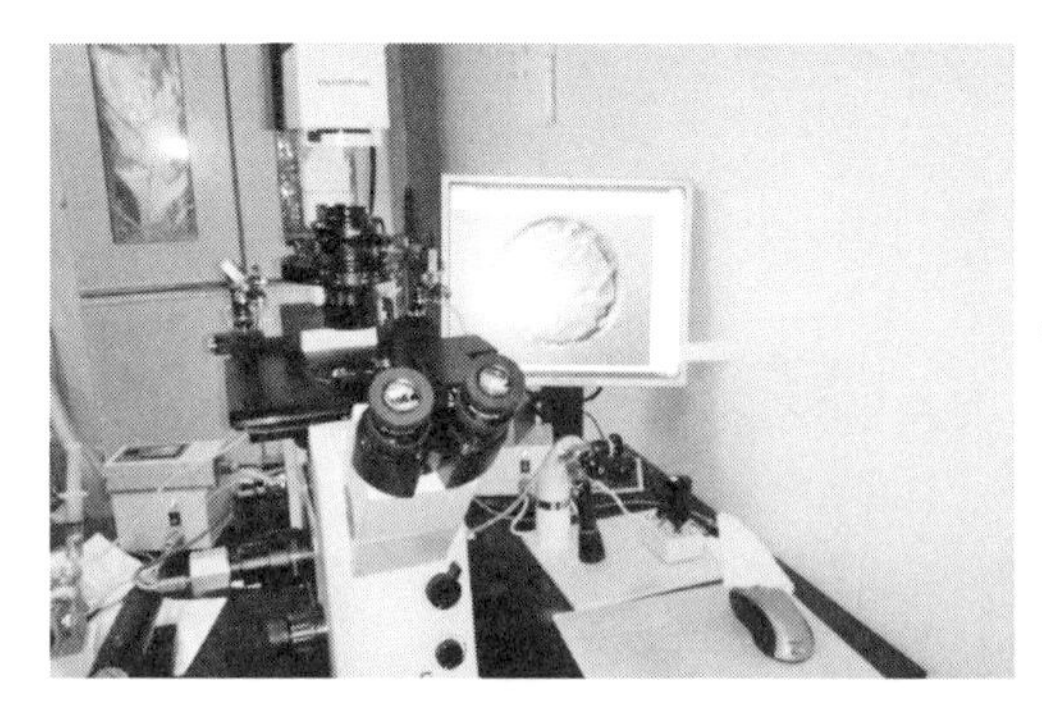

倒立顕微鏡を用いた胚操作

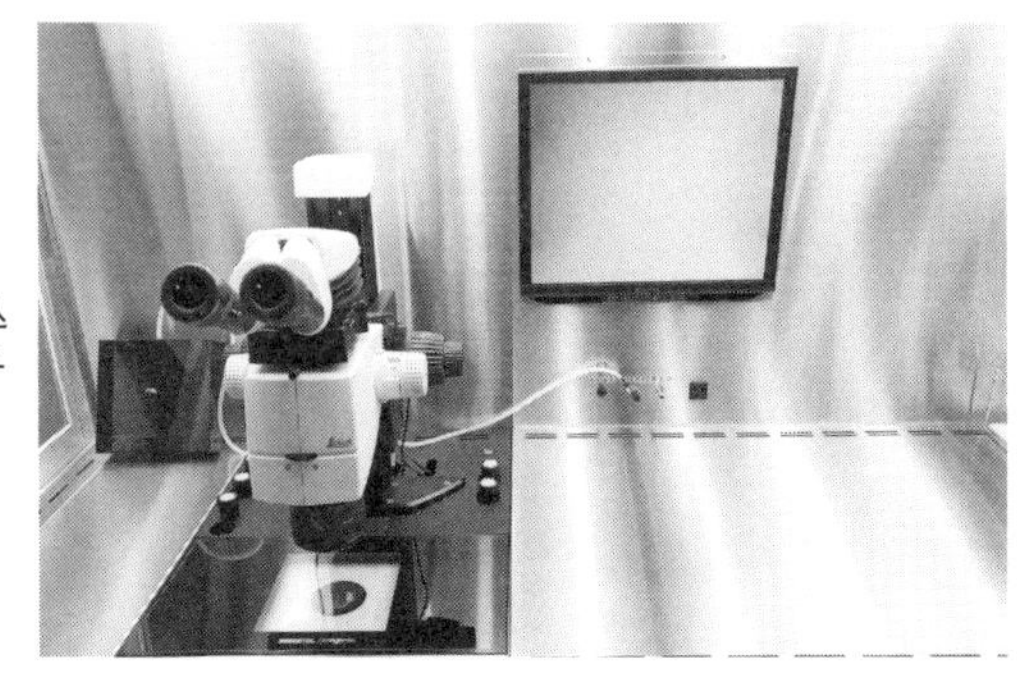

実体顕微鏡埋め込み型クリーンベンチ

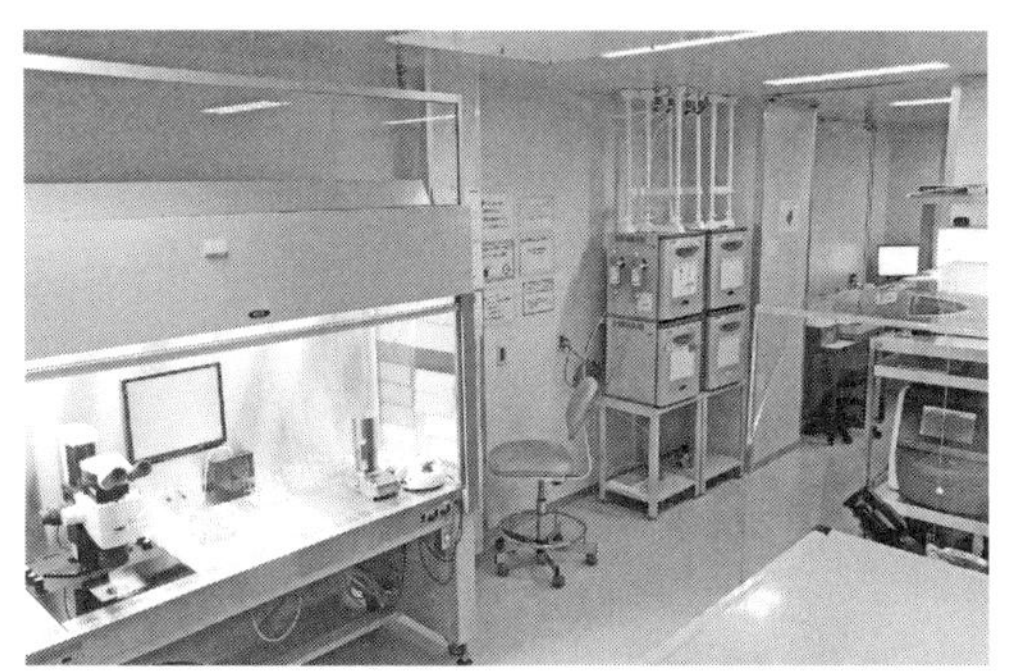

クリーンルーム内の風景

いってみれば、十分管理されている手術室よりも、きれいな空間となっています。

室内は年間を通して温湿度を一定に保ち、培養に適した環境に。顕微授精操作を行う培養室はＨＥＰＡフィルターを使用し、清浄度クラス１００の能力を有したクリーンルームです。１か月に１~2件だった採卵数は開設後30~40件に増え、現在は１か月60件。着床前遺伝子診断、卵子凍結、未成熟卵母細胞体外成熟などの技術の提供、さらには、外部の機関と提けいして卵巣凍結やＥＳ細胞から生殖細胞への分化誘導などの研究も行っています。

建物に付けた名前は「Jones」の部分だけを「Takeuchi」に変えて、「Takeuchi Institute for Reproductive Medicine」と表記。留学時代と同じように研究がしたい、成果を残したい。「高度生殖医療センター」は、私のＡＲＴへの思いのすべてを込めました。

# 第4章　日々の治療のなかで

## 九州の南端で提供する、高度生殖補助医療

### 鹿児島県でクリニックを続ける意義

アメリカから帰国し、院長に就任してすでに30年が経ちました。

「なぜ、いつまでも鹿児島にいるの？」「鹿児島で病院をするなら姶良市じゃなくて鹿児島市でしょう」「福岡や東京に出るべきじゃないの？」と、初期の頃からずっと同業の医者や知人にいわれてきました。

しかし、私には都会に出て行こうという気持ちはまったくありませんでした。当時は一人の患者さんの妊娠から出産まで、すべて自分で診ると決めていたし、体外受精の採卵や受精もすべて私が一人で行っていたので、物理的に難しかったというのも理由にあります。もし、都会に出て行くのなら、患者数を増やさなければ経営は成り立たないでしょうから、誰かを雇う必要があります。しかし、そうまでするという選択

肢は私にはありませんでした。

日本で着床前遺伝子診断の技術をもっている医師はほぼいなかった時代ですから、お産をやめてもっと先端的な医療だけにフォーカスしていれば、それだけで有名にはなれていたかもしれません（笑）。ビジネスという観点でいえば、患者さんとなりうる絶対数の多い場所で開院していたのかもしれませんが、私の目指す方向や考え方は、ビジネス寄りとは根本的に違いました。

## 治療の選択には、正しいデータ提示が必要

日本では、不妊を心配したことがある夫婦は35％（夫婦全体の約2・9組に1組）、実際に不妊の検査や治療を受けたことがある（または現在受けている）夫婦は18・2％で約5・5組に1組の割合になります。

不妊症とは、症状が目に見えて出る風邪などとは違い、子どもがほしいと希望したけれど妊娠できない時に初めて不妊症と診断され、治療が始まります。

今はメディアで発信されることも多くなって、早い段階で不妊に関する検査や治療を受ける人は増えていますが、がんのように命にかかわるものではないため、「結婚す

れば、そのうち妊娠するだろう」という認識の人がいるのも現実です。晩婚化の影響もありますが、治療を開始する年齢が上がれば上がるほど、卵巣機能は下がり、妊娠する能力（妊孕(にんよう)能力）も下がってしまいます。

その結果、年齢が高い患者さんが自然に妊娠を目指すというのは難しくなり、治療開始早々に高度生殖補助医療（ＡＲＴ）の体外受精・顕微授精を選択することになる場合が大半です。しかし、採卵して体外で受精卵を培養し、胚移植（受精卵を子宮に戻すこと）、着床・出産までの道のりに年齢の壁は抗えません。

私は患者さんに対して最善の治療を提供しているという自負はあります。しかし、「すぐに妊娠しますよ」とは決していいません。その代わり、症例や年齢、採卵数などさまざまな分母の妊娠率・出産率を正しく患者さんに提示し、その患者さんにもっとも適した治療法を提案します。

しかし、日本全体を見ると「妊娠率」には、施設ごとに異なる解釈が示されている場合が多いということは、あまり知られていません。例えば、40歳以上の患者さんの成績は出さず、30代までのデータだけ開示すれば、当然、妊娠率・出産率の成績が良いという印象になります。

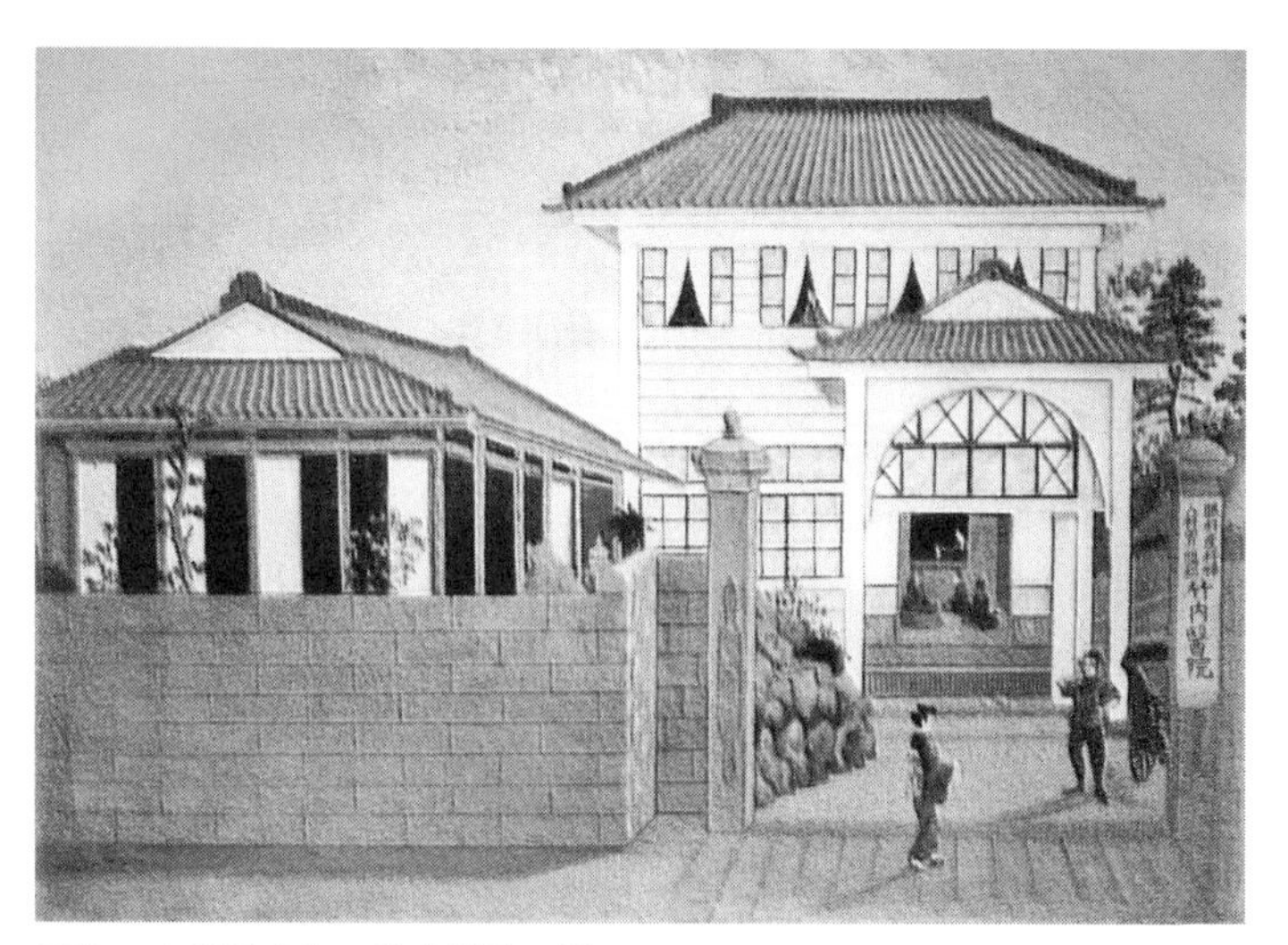

明治40年開院当初の竹内醫院の様子

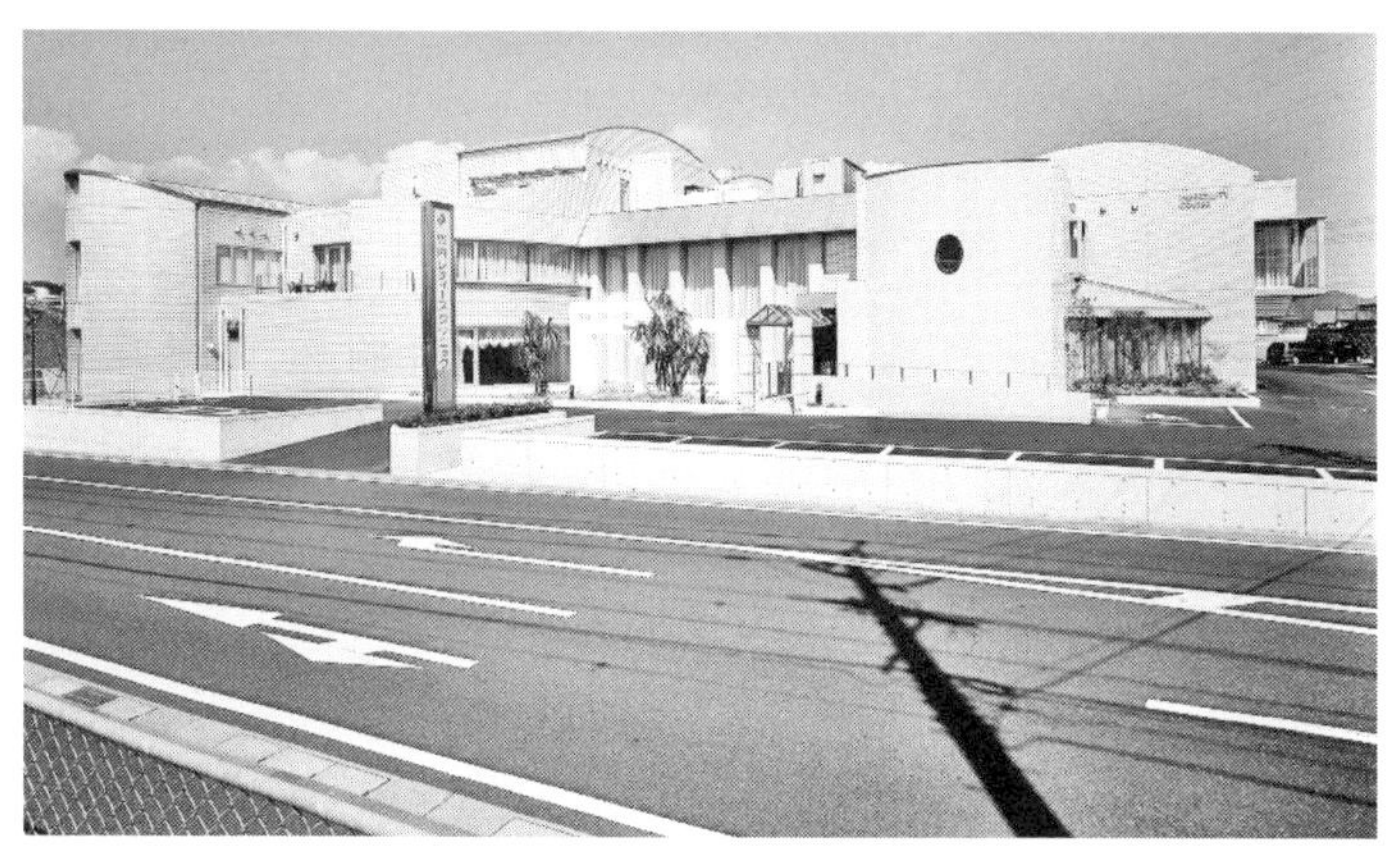

現在の竹内レディースクリニックならびに高度生殖医療センター外観

私は、データこそが誠意だと思っているので、年齢別の妊娠率や成功率など必要なデータをホームページの「治療成績」にすべて載せ、随時更新しています。妊娠率についても、子宮内に胎嚢（赤ちゃんを包む袋）が見えることを確認してカウントします。

患者さんの目的は妊娠することではなく、"Take home baby"。赤ちゃんを抱いて家に帰ることです。その情報なしに「データを開示している」とはいえないと私は考えます。

## 不名誉な〝世界一〟の理由

日本はＡＲＴ登録施設数が約６００と、世界を見ても人口に対して上位の施設数ですが、実は「採卵数あたりの妊娠率が世界一低い」「世界一体外受精数が多いが、出生率は世界一低い」という不名誉な称号さえもあるのです。

これは世界的にも証明されていることで、「国際生殖補助医療監視委員会（ＩＣＭＡＲＴ）」にも「日本は採卵数が多い割に出生率が悪い」というニュアンスの記述があります。

これは、不妊治療を開始する年齢が高いことと、「自然周期」「低刺激」での高度生殖補助医療（ＡＲＴ）を提供している施設自体が多い、ということの表れでもあります。

ＡＲＴの治療には、卵巣から卵子を採取する「採卵」が必ずあります。「自然周期」は排卵誘発剤を使わずに、通常の月経周期で育った卵子を採取する方法で、「低刺激」は排卵誘発剤の服用のみ（または注射の回数を減らす）の方法。一度に1個しか卵子が採れないため、その卵がたまたま赤ちゃんになってくれる確率（出生率）は4・7％。排卵誘発剤で刺激を与えて10個前後を採卵した時よりも、はるかに低いのは当然の結果となり、年齢が高ければなおさら時間と回数は消費することになります。これが、「採卵数あたりの妊娠率が世界一低い」理由です。しかし、毎月採卵でき、身体的・経済的な負担を軽減できる、というメリットはあります。

ＨＣＧ注射など排卵誘発剤を使うロング法やショート法（高刺激）は、採卵できる卵子の数を増やします。卵子を複数個得ることで、よい受精卵に育つ確率や凍結できる胚を得る確率を上げることができ、ＡＲＴの治療では基本的に行われている排卵誘発法です。しかし、一定期間注射を打ち続ける必要があるために身体的・経済的な負担が生じるのはもちろん、何度も採卵や胚移植を繰り返すことによる精神的なダメージがある、というデメリットもあります。

胚盤胞（2～3日培養した受精卵）の一部を採取して検査をする着床前遺伝子診断は、胚盤胞1個につき費用がかかります。しかし、赤ちゃんを産むことを目標とし、移植に最適な胚を選択するための検査であるため、結果的には費用を抑えられたというデータが諸外国で示されています。国は不妊治療に膨大な助成金を捻出していましたが、そもそも採卵をして着床前遺伝子診断で流産を回避できる胚を戻したほうが、結果的に費用はかかりません。

では、何を選択するのか。

40歳以上の患者さんが、20回以上も採卵・胚移植をし、トータルで1000万円以上もの治療費がかかったという話を聞いたことがあります。しかし、治療ごとのメリット・デメリットを含め、事前に正しいデータが示されていれば、そこまで高額な治療費を払わずに済んでいたかもしれません。そして、そもそも結果の出ない治療を何度も繰り返していなかったかもしれません。繊細さが求められるARTの世界において、日本の技術は世界に誇れるものであるのに、一部ではこのような現実があります。

国内にある約６００もの施設の大半は都会に集中しているため、それこそ、自分に合うクリニックを見つけるのはなかなか困難だといえます。ＳＮＳやホームページ、広告などから得た情報が選考基準になるという人が多く、その結果、成果が出ないまま時間を消費してしまうこともあるでしょう。鹿児島県には不妊専門クリニック自体が少ないのですが、それでも転院を繰り返してきた患者さんの中には「もう少し早く来てくれていたら……」という人もいます。

だからこそ、誠実なデータを開示しているクリニックかどうかの見極めが大事だといえるでしょう。患者さんが正しく選べるよう、データの出し方を各施設任せにするのではなく、国が管理して統一ルールを作ってくれることが望ましいと思っています。

## 一人ひとりに合ったステップアップ

例えばがんを患った場合、治療方法も薬も基本的には医者が決めます。

反対に、不妊治療は検査も治療も医者からバリエーションを提案され、それを患者さんが選んでいく、という医療です（もちろん、すべて医者側が決定する場合もあるとは思いますが）。

患者さん側の立場でいえば、「何を選べばいいかわからない」という人もいるでしょう。その場合は、先ほども触れた「治療のデータ」を参考にしてください。

私は「治療を始めた年齢と、当院で治療を始めた年齢などさまざまなケースによって、治療方針が変わる」と患者さんに伝えます。

例えば、治療開始の年齢が20代と40代では、治療の進め方はまったく異なります。20代では自然妊娠が難しいなどよほどの理由がなければ一般的なタイミング法から進めていくのに比べ、40代の場合は最初から高度生殖補助医療（ＡＲＴ）を提案することが多いです。なぜなら、40代は妊娠・出産のタイムリミットがすぐそこに迫っているからです。

不妊治療全般を通していえるのは、一つの治療を半年以上続けても効果はない、ということ。人工授精でもっとも妊娠する可能性が高いのは3回目まで。仮に6回、10回、20回と人工授精をしても、妊娠率は下がっていく一方です。そのため、3回ないし半年以降は体外受精に進むというステップアップ方式を取るのが一般的です。

しかし、40代の患者さんに、まずタイミング法を半年、結果が出なければ人工授精を半年、体外受精を半年というステップアップは現実的ではありません。とにかく時間との戦いという意味で治療開始からすぐにＡＲＴを提案、ということになるのです。もちろん、「いろいろな治療法があって、もっとも妊娠に近い方法はこれですよ」と説明し、ステップアップ方式のタイムリミットも理解してもらったうえで、患者さんが「私たちは体外受精まではしません」といわれれば、私はその決断を尊重します。

## 基本的な治療の流れと検査、ステップアップ

「初診」

初診時に必要なものは保険証と基礎体温表（付けていなければ、なくてもＯＫ）。他院で不妊症の検査や治療を受けたことがあれば、紹介状や検査データを持参しましょう。患者さんによっては、紹介状をお願いしにくいという方もいらっしゃいます。その場合は、紹介状は必要ありません。検査データのみで大丈夫です。

一般的な問診では主に、①生年月日、結婚年数　②月経の情報（初潮年齢、周期、出血量、持続期間、おりものの有無、月経痛の有無）　③妊娠出産の回数、人工妊娠中絶の有無と回数　④夫婦生活の回数、その際の異常や不安要素の有無（ＥＤや性交痛など）　⑤過去にかかったことのある病気　などを伺います。

「一般的な初期検査」

（●＝女性、○＝男性）

●超音波検査

プローブ（端子）に超音波を通しやすくするゼリーを付けて腹部の上から腹腔内の画像を映し出す「経腹法」と、膣の内部に小さなプローブを挿入して子宮や卵巣を映し出す「経膣法」の2種類。子宮筋腫や卵巣嚢腫の有無や大きさ、卵巣内で発育している卵胞の数や大きさを測定します。

●血中ホルモン検査

血中に含まれる卵胞刺激ホルモン（FSH）、黄体形成ホルモン（LH）、卵胞ホルモン（E2）、黄体ホルモン（P4）、プロラクチン（PRL＝乳汁分泌ホルモン）の5項目は必須。その他、甲状腺ホルモンやホルモン負荷テストを行う場合もあります。抗ミューラー管ホルモン（AMH）の測定検査は、卵巣予備能（卵巣年齢）を調べ、生殖医療の治療方針などを決めるための検査です。

検査のタイミングは、月経時もしくは月経終了までに行う場合と、黄体期（排卵後から次の月経までの約2週間）に行う場合があります。

●子宮卵管造影検査

子宮の入り口から造影剤を注入してレントゲン撮影を行います。子宮や卵管の奇形など異常の有無、卵管の通過性（閉塞の有無）を確実に調べられる検査です。一般的には月経終了から5日目頃までに行います。

●超音波断層検査

経膣超音波によって子宮筋腫や卵巣腫瘍などの診断、排卵日の特定などを行う重要な検査です。

●頸管粘液検査

子宮入り口の頸管粘液は通常は無色透明で粘り気のない弱酸性。排卵期になると量が増え、アルカリ性の精子が活動しやすいように頸管粘液もアルカリ性に変わるため、分泌量を調べれば排卵期を予測できます。

○精液検査

精液量、精子の数、運動率などを調べます。不妊患者の全体のうち、約半数は男性不妊が原因であることからも、初期の精液検査はとても重要です。

## 「治療のステップアップ」

### ステップ1「タイミング法」

基礎体温と超音波で卵胞の変化を見ながら排卵時期を推測し、もっとも妊娠につながりやすい排卵日もしくは排卵日直前に性交を行う方法です。性交のタイミングを医師が指導する以外は普通の妊娠プロセスと同じなので、不妊治療の中でももっとも自然に近い治療法といえるでしょう。タイミング法を6周期ほど続けても効果が見られない場合、軽度の排卵障害が疑われれば服薬による排卵誘発法を併用し、排卵障害が中等度以上疑われれば注射による排卵誘発法を併用することもあります。

### ●フーナー試験（性交後試験）

タイミングをとって3〜12時間後に来院し、頸管粘液中の精子の有無を調べる検査です。運動性のある精子が頸管内で見つかれば正常と判断されますが、場合によっては子宮の入り口で精子を死滅させる「抗精子抗体」などの免疫不全や、男性側の精子の異常（無精子症や精子不動症など）が見つかることもあります。

### ●腹腔鏡検査

タイミング法を6周期以上続けても効果が出ない場合、次の選択肢に含まれる検査。内視鏡にて骨盤内にある臓器（子宮、卵管、卵巣、小腸、直腸、膀胱、骨盤壁など）の癒着の有無を調べます。この検査の時に、卵管の通過性をみることも可能です。

**ステップ2「人工授精（選別精子子宮内注入法ＩＵＩ）」**

適応は精子不良（乏精子症や精子無力症など）や抗精子抗体陽性、性交障害など。排卵が起こり、卵管の通過障害がないことを前提とした治療法で、タイミング法と同様に排卵時期を推測。精液内から良好な精子を選別・調整し、子宮内に直接注入します。

**ステップ3「体外受精（ＩＶＦ）・顕微授精（ＩＣＳＩ）および胚移植（ＥＴ）」**

体外受精の適応は、卵管障害（卵管閉塞、卵管水腫、卵管欠除）、男性因子（乏精子症、精子無力症）、抗精子抗体陽性（免疫不全）、原因不明不妊。排卵誘発法で一度に多くの卵子を育て、採卵（卵巣から卵子を採取）し、培養液の中で精子と受精させる方法。排卵誘発法は一人ひとり異なります。

顕微授精の適応は、通常の体外受精で受精しない高度乏精子症、精子無力症、透明帯の異常など卵子の問題。体外受精と同様に採卵し、成熟した卵子の中に特殊な針で直接、精子を注入し、受精させる方法です。

受精後、培養液の中で受精卵を分割期胚（受精3日目）、または胚盤胞（受精5～6日目）まで育てます。その後、受精卵凍結液で処理し、液体窒素中での凍結保存を推奨しています。凍結することにより、排卵誘発剤の影響や治療ストレスなどを受けた子宮内の状態を整えてから胚移植（子宮内に戻す）をすることができます。

## 「男性不妊」

２０２２年（令和４）３月より、泌尿器科専門医による男性不妊外来（毎月第３土曜日14時30分～17時30分、完全予約制）が始まりました。

不妊は女性だけの問題だと思われていたのは昔の話。不妊原因の約半分は男性にあります。検査を受けない、受けたくないという男性が多いのは事実ですが、「不妊」というワードが身近になったことで、「もしかしたら自分も……」と不安や疑問をもつようになった男性も少なくないでしょう。男性不妊外来の開始により、これら男性側の不妊原因の診療のほか、非閉塞性無精子症の患者さんが対象のＭＤ－ＴＥＳＥ（※

1）も当院内で可能になりました。

**●男性不妊の種類**

無精子症（閉塞性・非閉塞性）、精子無力症、乏精子症、先天性精管欠損、逆行性射精、勃起不全（ED）、膣内射精障害　など。

## 個々のケースに対応する治療のバリエーションをもつ

九州の南端、鹿児島県での治療を続けるうえで、情報の引き出しを増やすのは大きな意味をもつと思っています。高度生殖補助医療（ART）だけでなく、私が南九州で初めてのPRP検査（※2）やTRIO検査（※3）を導入したり、男性不妊外来を開始したことや、非配偶者間生殖補助医療（第三者の精子・卵子を用いた治療）実

※1：MD－TESE（顕微鏡下精巣内精子採取術）陰嚢を切開して精巣を体外に出し、通常のTESEと異なり顕微鏡を使って精巣内から精子を採取（回収）する技術。精子が見つかれば顕微授精を行う。
※2：反復着床不全等の症例に対し、自己多血小板血漿（PRP）を組成し、子宮内に注入する「再生医療」。胚着床率の改善および妊娠維持が期待できる。
※3：反復着床不全の症例に対し、子宮内に存在する善玉菌（ラクトバチルス属）の割合やバランスを検査するEMMA検査、慢性子宮内膜炎の原因となる細菌に対して推奨される抗生物質療法を提案するALICE検査、着床に適した時期（子宮内膜着床能）を判断するERA検査の3つをセットにした検査。

施設であるということも、新しい医療技術を取り入れて、患者さんが選択できるバリエーションを増やすためです。どんな治療でも、万人に当てはまるというものはありません。同じような症例であったとしても、患者Aさんには必要な治療だが、患者Bさんには不必要な治療の可能性は常にあります。

だからこそ、いろんな引き出しを用意して、多様なケースに対応していくことが『竹内レディースクリニック』の存在意義。当院で「できない治療はない」といっても過言ではありません。患者さんそれぞれのケースに応じて、必要な検査・治療を提案できる病院であることが、この地で不妊治療を行う私の使命だと考えています。

## 保険制度に危惧すること

2022（令和4）年4月から不妊治療の保険適用が始まりました。どうしても高額になってしまう治療ですから、患者さんにとっては「待ちわびていた」制度であったと思います。しかし、何度もいうように、不妊治療というのは画一的ではなく、患者さんの治療歴や疾患、妊孕力、年齢などさまざまな要因を考慮し、一人ひとりに応じた治療や検査を「選択」していく治療です。保険適用になるのは、一般的で多くの人に効果が認められている診療のみ。混合診療が認められていない現状では、適用外の薬剤を使ったり、治療や検査を行えば自費診療になるため、高度な不妊治療を本当に必要とされている患者さんが受けづらくなるのです。40歳未満は胚移植6回まで、40歳以上43歳未満は胚移植3回までという年齢&回数制限は、ＡＲＴの平均年齢が40歳以上という日本の現状に合っているのか疑問です。

また、保険適用外であっても、先進医療と認められれば保険適用と並行して実施することができますが、現段階では着床前遺伝子診断は先進医療として認められていません。審議は継続中ですから、いずれ先進医療に加わると予想されますが、着床前遺伝子診断だけに限らず、患者さんのマイナスになるようなことや、おかしいと思うことには異議を唱え、改善されるよう働きかけていくことが必要です。

## 患者さんに真摯に向き合い続ける

### 画一ではなく、〝卵の都合〟

生殖医療に携わる医者や胚培養士は、「この患者さんにこの排卵誘発法を行えば、こういう卵が育つ」ということを、ある程度は想像できなければなりません。大事なのは「この患者さんにとって」です。

卵の成熟度は女性ホルモンの値を見ればわかりますが、その具合は人それぞれ。同じ注射を打っても、反応のいい人と悪い人がいるわけですから、注射の量も人それぞれです。

もちろん、10人の患者さんがいれば、そのうちの半数はどんな誘発法でも卵がたくさん採れるでしょう。しかし、大半の人と同じ方法ではどうしても卵が育たないという患者さんは確実にいます。

クリニックによっては、採卵日や採卵曜日を固定、という場合もあり、「計画が立てられやすいからいい」とプラスに受け取る患者さんもいるでしょう。当院でも、「予定が立たないから、先に決めてほしい」と希望する患者さんがいないわけではありません。働きながら不妊治療をしている場合は休みを取るために「1か月前に教えてください」という患者さんが多いのも事実です。

しかし、優先すべきは患者さんの都合ではなく、出産に向けて無事に育てていかなければならない〝卵の都合〟であるべきです。

「この患者さんには、この排卵誘発法で卵を育て、採卵日は卵の具合によって決める」。排卵誘発の注射後にしっかりと経過観察を行い、卵の成長具合を優先して治療を進めるのが、私の考える〝正しい生殖医療〟のあり方です。

## 症例より難しい、意識のズレ

現在、不妊と産科婦人科を合わせて多い時で1日約200人の患者さんが外来に訪れます。

さまざまな症例、タイプの患者さんと日々接しているなかで、もっとも難しさを感じるのは、不妊治療中の患者さんとの間に意識のズレがあった時です。

例えば、こんな患者さんがいました。

不妊治療で受診したAさん夫妻。奥さんの年齢は29歳でしたが、抗ミューラー管ホルモン（ＡＭＨ）を測ると、卵巣年齢は40代前半でした。実年齢に比べて卵巣の機能が低いため、採卵できる卵子の数は少ないことが想定されます。そのため、もっとも早く妊娠する可能性が高い治療法は体外受精だという説明をしました。しかし、「私の年齢で体外受精をするなんて、ありえない」と治療を拒まれました。卵巣年齢がどういうものかを知らないため、体外受精を提案されたことに拒否反応を起こしたというケースです。まだ若いから自然妊娠するのは万が一にあるかもしれませんが、場合によっては手遅れになる可能性があるという現実を受け入れ難かったようで、その後、転院されたのか、治療に来ることはなくなりました。

20代前半で結婚して間もない患者さんから、「早く、体外受精をしてください」といわれるケースもあります。「体外受精をすれば、すぐに赤ちゃんが生まれる！」というニュアンスのイメージを、その患者さん自体がもっていたのでしょう。

このように、その人のバックグラウンドによって、解釈の仕方や治療の受け入れ方はまったく異なります。あくまでも個々で選択肢が違うということを知ってもらわないといけないのですが、それを理解してもらうのがもっとも難しいと感じます。

患者さんに対しては、不妊治療への意識をあげてほしいという思いもあります。

例えば、他院から転院してき患者さんに「なぜ、あなたはその病院に通っていたのですか?」と聞くと、「友達が通っていたから」という答えがほとんどです。「△△さんがこの方法で妊娠したから、私も同じ治療をしてほしい」という患者さんもいます。残念ながら、現実的には患者さん一人ひとり、適した治療法というのはまったく異なります。

患者さんから自発的に「こうしてほしい」と要望を伝えてもらうのが一番だとは思いますが、不妊治療の知識が少なければ、「先生にお任せします」ということになりがちです。そして、赤ちゃんができなければ「方針が間違っているんじゃないか」と不信感を抱くようになることもあるでしょう。

体外受精を20回以上もして成功せずに転院して来た患者さんに「なぜ、もっと早く来なかったの?」と聞くと、大半が「転院すると、(今までの)先生に悪い気がして」といいます。

アメリカでは、患者さんに権利意識というものがあり、例えば「治療がおかしい」と思えば、主治医や病院スタッフに「なぜ、この治療をしているのか」「なぜ、妊娠しないのか」と質問し、成果が出ないと判断すれば即、転院するかセカンドオピニオン、サードオピニオンを受けます。アメリカではそれが当たり前ですし、私としても、疑問があれば聞いてほしいと思っています。

どんなに技術的に優れた医者であっても、治療方針の説明の得手不得手は別の話であり、自分と患者さんとの波長が合うか合わないかも然りです。私は「こういう方針です」と伝え、その方針に合わなければ患者さんは自身の考えで治療を継続するか転院するかを決めてよいのです。

最終的に決めるのは患者さんであるべきなのですが、なかなか自分の希望や疑問などを「いいにくい」と遠慮してしまうのが、日本人の特性ともいえるのでしょう。

## どんな結果でも〝納得〟できること

鹿児島県には高度生殖補助医療（ＡＲＴ）を専門とした施設が少ないということもありますが、長年、お産が中心の産婦人科で一般的な不妊治療を続けてきた、という患者さんが転院してくることはよくあります。しかし、時間の経過とともに生殖機能（子宮や卵巣など）が低下してしまうのは避けられない事実です。

転院してきた患者さんの中には「この検査は治療初期の段階で受けた」「この治療は何年もやっている」、さらには「何年も治療してできなかったから、どうにかしてください」という患者さんがいます。

しかし、よく考えてもらいたいのは、何年も不妊治療をして、一通りの検査を受けたのかもしれませんが、『竹内レディースクリニック』で治療を受けるのは初めてだということ。それまで何年治療を受けていようと、私にとっては、その患者さんを診るのが初めてなのです。

私の仕事は、不妊症に悩む患者さんに子どもを抱ける治療を提供することではありますが、治療開始や転院のタイミングが遅すぎたために妊娠にたどりつける受精卵が育たず、赤ちゃんを諦めなければならない患者さんもいます。

私はどのケースの患者さんであっても、決して「治療は何歳まで」という区切りは設けない代わりに、「そのうち妊娠できる」という不確実なことではなく、確率の話を理解してもらうまで説明します。これは、その患者さんが「納得できるか、できないか」の問題だと思うからです。

何軒かクリニックを転々としたあと私の病院に来て、赤ちゃんができずに治療に終止符を打った患者さんから、こんな言葉をもらったことがあります。

「最後に先生のところで妊活を終わらせることができてよかった」

治療は決して楽なものではなかったと思います。何度も落ち込んだり悩んだりもしたことでしょう。しかし、治療に対して自分の中で一区切りを付けることができた、という言葉は今でも印象深く私の記憶に残っています。

## 患者さんとの嬉しい交流

現在は医師5人体制で診療にあたっていますが、院長就任初期の頃はお産に関することもすべて私一人で対応していました。もちろん大変さはありましたが、だからこそ体験できた嬉しいできごともあります。

15年以上前、不妊治療で体外受精の末に妊娠し、無事に出産するまでの経過を診ていた患者さんが、出産以来、「△歳になりました」「先生のおかげで幸せです」と、子どもの写真入りの年賀状を毎年送ってくれるのです。分担制ではなく、私が一人で最

# 患者さんから寄せられた声

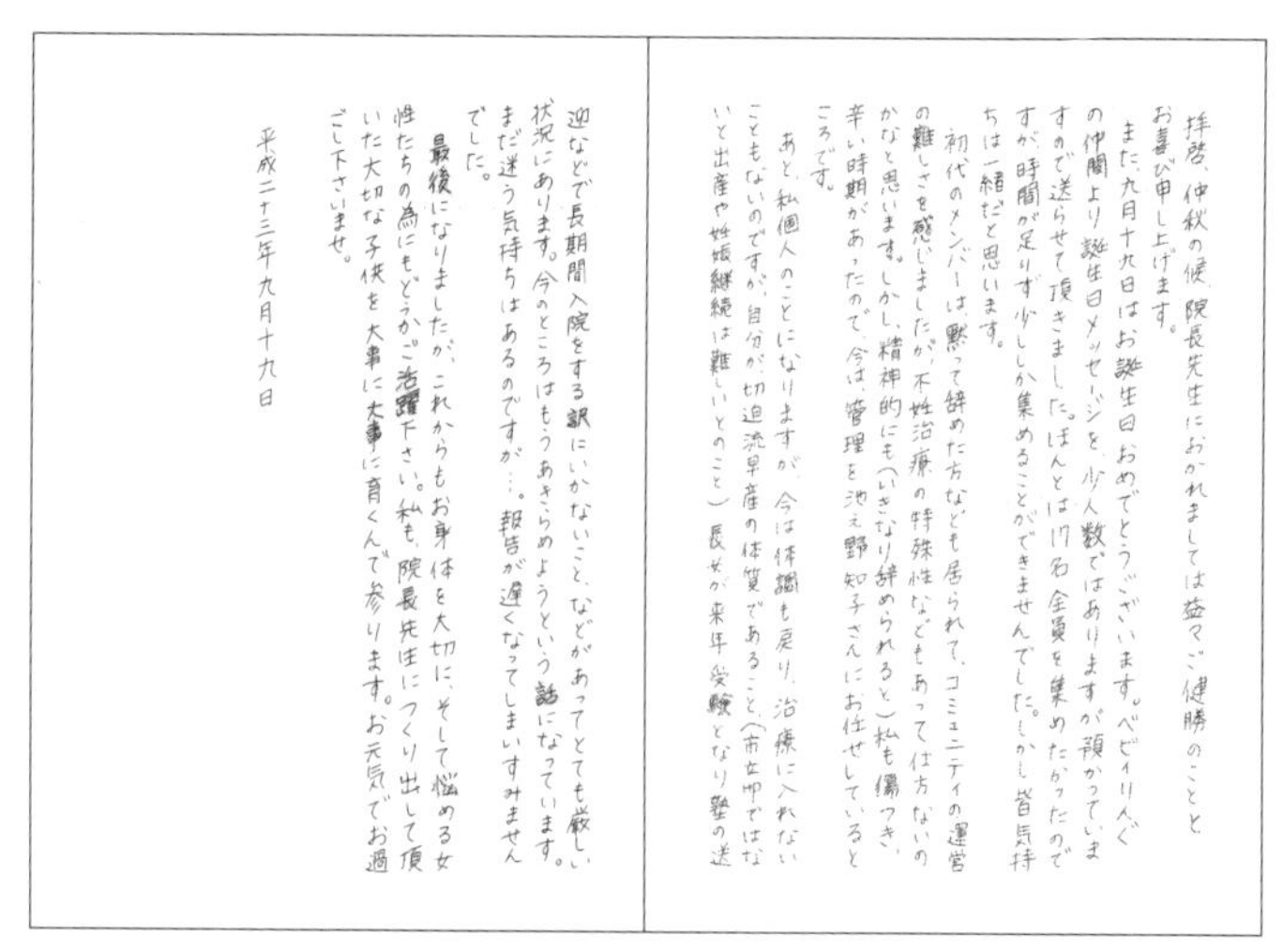

拝啓、仲秋の候、院長先生におかれましては益々ご健勝のことと
お喜び申し上げます。

また、九月十九日はお誕生日おめでとうございます。べビィりんぐの仲間より誕生日メッセージを、少人数ではありますが預かっていますので送らせて頂きました。ほんとは17名全員を集めたかったのですが時間が足りず少ししか集めることができませんでした。しかし皆気持ちは一緒だと思います。

初代のメンバーは黙って辞めた方なども居られて、コミュニティの運営の難しさを感じましたが、不妊治療の特殊性などもあって仕方ないのかなと思います。しかし、精神的にも（いきなり辞められると）私も傷つき、辛い時期があったので今は、管理を池之野知子さんにお任せしているところです。

あと、私個人のことになりますが、今は体調も戻り、治療に入れないこともないのですが、自分が切迫流早産の体質であること（[illegible]ではないと出産や妊娠継続は難しいとのこと）長女が来年受験となり塾の送迎などで長期間入院をする訳にいかないこと、などがあってとても厳しい状況にあります。今のところはもうあきらめようという話になっています。まだ迷う気持ちはあるのですが…。報告が遅くなってしまいすみませんでした。

最後になりましたが、これからもお身体を大切に、そして悩める女性たちの為にもどうかご活躍下さい。私も、院長先生につくり出して頂いた大切な子供を大事に育くんで参ります。お元気でお過ごし下さいませ。

平成二十三年九月十九日

患者さんからお手紙をよくいただきます

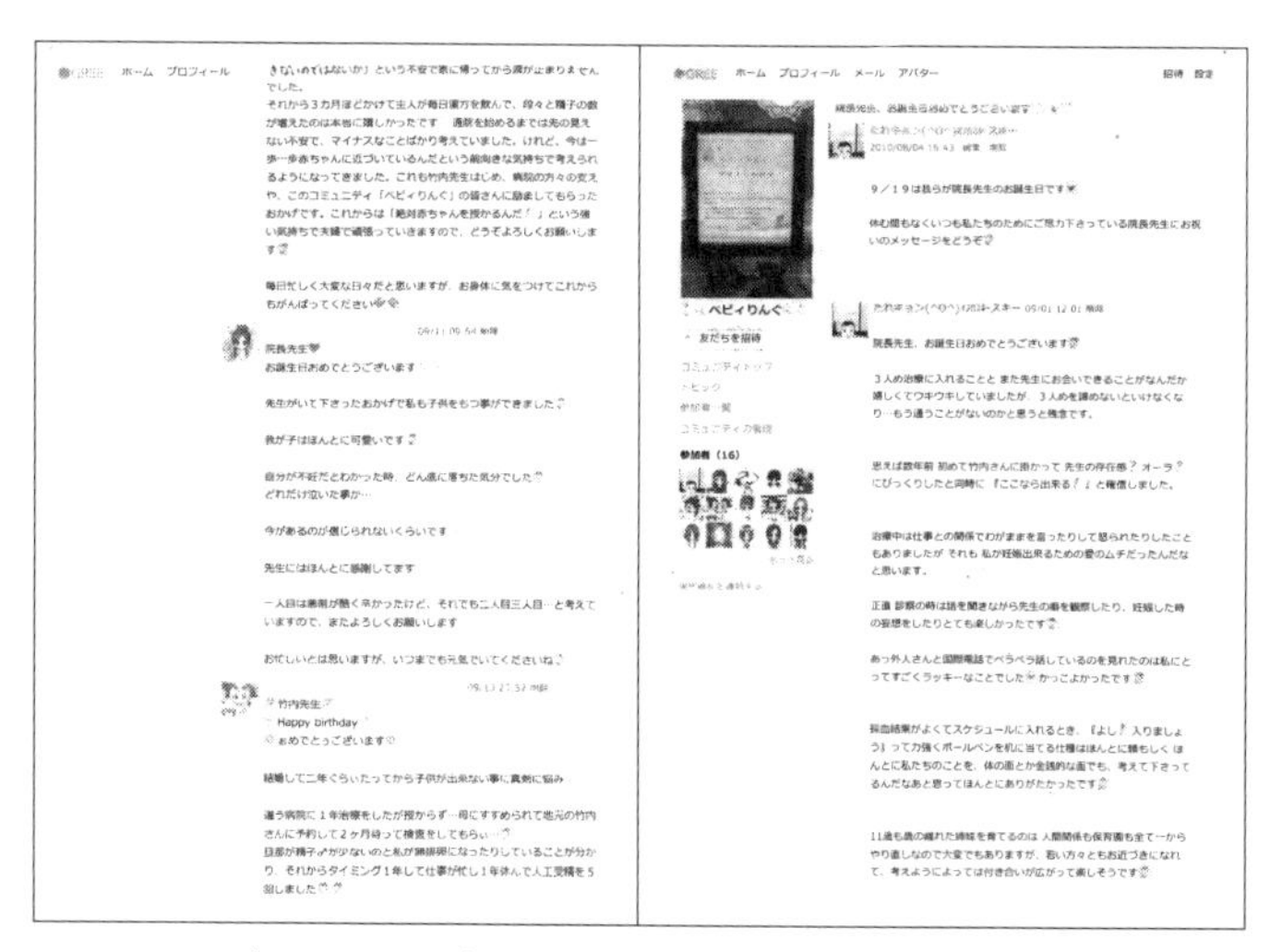

ホーム　プロフィール　メール　アバター

ベビィりんぐ

友だちを招待

参加者（16）

院長先生、お誕生日おめでとうございます

9／19は我らが院長先生のお誕生日です

休む間もなくいつも私たちのためにご尽力下さっている院長先生にお祝いのメッセージをどうぞ

院長先生、お誕生日おめでとうございます

3人め治療に入れることと また先生にお会いできることがなんだか嬉しくてワキウキしていましたが、3人めを諦めないといけなくなり…もう通うことがないのかと思うと残念です。

思えば数年前 初めて竹内さんに掛かって 先生の存在感？オーラ？にびっくりしたと同時に『ここなら出来る！』と確信しました。

治療中は仕事との関係でわがままを言ったりして怒られたりしたこともありましたが それも 私が妊娠出来るための愛のムチだったんだなと思います。

正直 診察の時は話を聞きながら先生の癖を観察したり、妊娠した時の妄想をしたりとても楽しかったです

あっ外人さんと国際電話でペラペラ話しているのを見れたのは私にとってすごくラッキーなことでした かっこよかったです

採血結果がよくてスケジュールに入れるとき、『よし！入りましょう』って力強くボールペンを机に当てる仕種はほんとに頼もしく ほんとに私たちのことを、体の面とか金銭的な面でも、考えて下さってるんだなあと思ってほんとにありがたかったです

11歳も歳の離れた姉妹を育てるのは 人間関係も保育園も全て一からやり直しなので大変でもありますが、若い方々ともお近づきになれて、考えようによっては付き合いが広がって楽しそうです

ホーム　プロフィール

きないのではないか」という不安で家に帰ってから涙が止まりませんでした。

それから3カ月ほどかけて主人が毎日漢方を飲んで、段々と精子の数が増えたのは本当に嬉しかったです　通院を始めるまでは先の見えない不安で、マイナスなことばかり考えていました。けれど、今は一歩一歩赤ちゃんに近づいているんだという前向きな気持ちで考えられるようになってきました。これも竹内先生はじめ、病院の方々の支えや、このコミュニティ「ベビィりんぐ」の皆さんに励ましてもらったおかげです。これからは「絶対赤ちゃんを授かるんだ！」という強い気持ちで夫婦で頑張っていきますので、どうぞよろしくお願いします

毎日忙しく大変な日々だと思いますが、お身体に気をつけてこれからもがんばってください

院長先生
お誕生日おめでとうございます

先生がいて下さったおかげで私も子供をもつ事ができました

我が子はほんとに可愛いです

自分が不妊だとわかった時、どん底に落ちた気分でした
どれだけ泣いた事か…

今があるのが信じられないくらいです

先生にはほんとに感謝してます

一人目は薬剤が酷く辛かったけど、それでも二人目三人目…と考えていますので、またよろしくお願いします

お忙しいとは思いますが、いつまでも元気でいてくださいね

竹内先生
Happy birthday
おめでとうございます

結婚して二年くらいたってから子供が出来ない事に真剣に悩み

違う病院に1年治療をしたが授からず…母にすすめられて地元の竹内さんに予約して2ヶ月待って検査をしてもらい…

旦那が精子♂が少ないのと私が無排卵になったりしていることが分かり、それからタイミング1年して仕事が忙し1年休んで人工授精を5回しました

ベビィりんぐに寄せられた誕生日を祝ってくださる声

初の治療から赤ちゃんを取り上げるまで診ていましたから、その後の成長と、それを知らせてもらえるという関係性は、大きな励みになりました。

患者さんのグループで私のファンクラブを作ってくれたこともありました。名前は「べビィりんぐ」。当院で不妊治療をして子どもが生まれた人や、治療中の人などがファンクラブのメンバーです。カフェなどに何か月かに1回、不定期で集まっていたのですが、時には私も呼ばれて行ったりもしました。「日頃の生活で気をつけることは何か」など、妊活中の皆さんが気になっていることをテーマに話をするのですが、行けば必ず「ご利益！」という感じで握手攻めです。

病院主催の「たんぽぽの会」などはありますが、患者さんが自発的にサークルを作ってくれた会というのは珍しかったと思います。

今は活動自体減ってきているようですが、私の誕生日の時には手紙を送ってくれるなど、細々とではあっても交流は続いています。

## 産科を続ける理由

産婦人科医の中には、不妊治療をあまりいいイメージで捉えていない医師もいます。通常の不妊クリニックでは患者さんに不妊治療を行い、着床後は産婦人科に患者さんを引き取ってもらいます。しかし、高齢の場合や、何かしらの持病を抱えている患者さんは年々多くなっていて、妊娠中から出産、産後までのケアが非常に難しいというケースが増えているからです。

その点では、私はお産側と不妊治療側の両方の気持ち・意見がわかるので、「妊娠させれば終わり」というわけにはいきません。

例えば、その患者さんが肥満や糖尿病だった場合、その治療をしないまま妊娠させたら、悪化する可能性は非常に高いでしょう。本当は妊娠してはいけない体だったとすれば、体外受精などの不妊治療をして妊娠できたとしても、状況的に赤ちゃんを諦めなければならない場合もあります。肥満の患者さんには「△kgまで痩せないと治療をしない」、糖尿病の患者さんには「専門医から治療の許可が出てから」と、まずは妊娠に対応できる安全な状態の体になることを優先します。

不妊治療を提供するというのは、それだけ大きな責任があります。だからこそ、お産と不妊治療の両立というスタンスを、私は変えるつもりはありません。

## 『竹内レディースクリニック』の未来

2022（令和4）年、『竹内レディースクリニック』は30周年を迎えました。

今のスタンスを継続すると同時に、さらなる目標としては、「女性の体に関するすべてをサポートするクリニックになる」ということ。生殖医療、妊娠、出産、更年期、思春期、婦人科手術と、どんなケースでも受け入れられる、女性のために門戸を開いたクリニックを作りたいという思いがあります。

産科は基本的には〝お産の喜び〟があるので、受診しやすい診療科目でしょう。しかし、婦人科となると、不快な症状や病気を疑う症状などがあって受診するものですし、我慢ができると自分で判断してしまい、受診しない場合もあるようです。思春期外来対象の年代であればなおさらですが、若いうちから生理不順や生理痛などのケアをすることが将来どのように影響するのか、女性が「自分の体を大切にする」ことの意味を理解できるように導いていくことも、産科婦人科の務めだと私は思います。

# 第5章 当院の臨床成績と特徴について

# 竹内レディースクリニックでの不妊治療の実績

## 最新のART治療成績

まずは、当院で不妊治療を受けて妊娠にいたった人の治療内容別の表を見てください（図5－1）。これは、1996年5月から2023年12月までの約27年間の治療成績です。全妊娠例が、9412例。このうち、タイミング法や人工授精などの「一般不妊治療」や子宮筋腫の手術などの治療後に妊娠したケースは、約4割。体外受精や顕微授精、凍結胚移植、無精子症に対する精巣内精子回収法などの「高度生殖補助医療」を受けて妊娠したケースは、約6割となっています。

不妊治療は、じつに幅の広いものです。

それぞれの治療法で、多くの妊娠例が出ています。治療法を選択するときの参考にしてみてください。

### 図5-1　治療成績

| | 治療内容 | 妊娠（例） |
|---|---|---|
| 1 | 自然妊娠（タイミング、内服、注射も含む） | 2092例 |
| 2 | 人工授精（AIH：配偶者間） | 890例 |
| | （AID：非配偶者間） | 53例 |
| 3 | 通水後 | 103例 |
| 4 | 子宮卵管造影後 | 279例 |
| 5 | 免疫療法 | 31例 |
| 6 | 腹腔鏡手術後(多嚢胞性卵巣焼灼術、癒着剥離術、子宮筋腫核手術　FTカテーテル、TCR等) | 64例 |
| 7 | 高度生殖医療による | **全体5877例** |
| | 1）体外受精胚移植 | 570例 |
| | 2）顕微授精 | 709例 |
| | 3）凍結胚移植（FET） | 4131例 |
| | （⇒PRP＋FET | 9例） |
| | 4）無精子症に対する睾丸内精子回収術 | 123例 |
| | 5）卵子凍結・融解・移植後 | 10例 |
| | （⇒PRP＋卵子融解後 | 1例） |
| | 6）着床前遺伝学的検査後（PGT） | 334例 |
| | （⇒PRP＋PGT | 26例） |
| 8 | その他 | 23例 |

**計　9412例**

1996年5月～2023年12月　竹内レディースクリニック附設高度生殖医療センター
連絡のない方は人数に入っていません

## 高度生殖医療の治療成績

高度生殖補助医療（ART）の治療成績を、さらにくわしく見てみましょう（図5－2）。体外受精、顕微授精、凍結胚移植などの高度生殖医療では、「胚移植あたりの妊娠率」という数字で、妊娠にいたる割合を出します。

1回の胚移植で、何％の人が妊娠したかをあらわしているものです。体外受精・顕微授精を実施した周期に移植した「新鮮胚移植」の初回妊娠率は26・4％、胚を凍結保存して別の周期に移植した「凍結胚移植法」の初回妊娠率は56・2％で、凍結胚移植法の方が比較的良好な結果が得られてい

**図5-2　高度生殖医療における初回胚移植あたりの妊娠率**

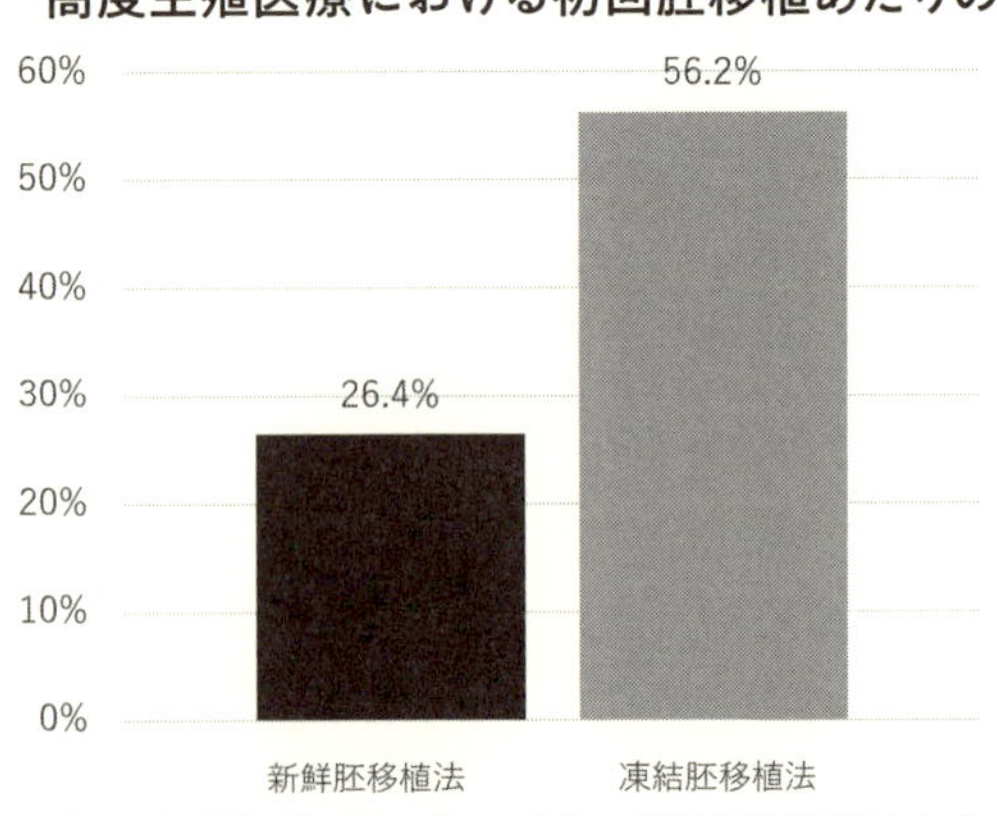


（2012.1月～2023.12月　竹内レディースクリニック附設高度生殖医療センター）

ます。

凍結胚移植法の成績が良いのは、採卵周期とは別の周期に、さまざまな方法で子宮内膜の状態をととのえて胚移植を行っているからだと考えられます。

採卵ではたくさん卵子を採り良好な胚を全て凍結することをすすめられます。胚の状態次第では中々凍結に至らない場合もあります。そのときは新鮮胚移植が選択されることもあります。治療成績を参考にしながら検討してみてください。

さて「凍結胚移植法」を年齢別に調べたデータを見てください。初回胚移植で妊娠する割合は、29才以下なら70・3％、30才から34才にな

**図5-3　凍結胚移植法における初回胚移植あたりの妊娠率**

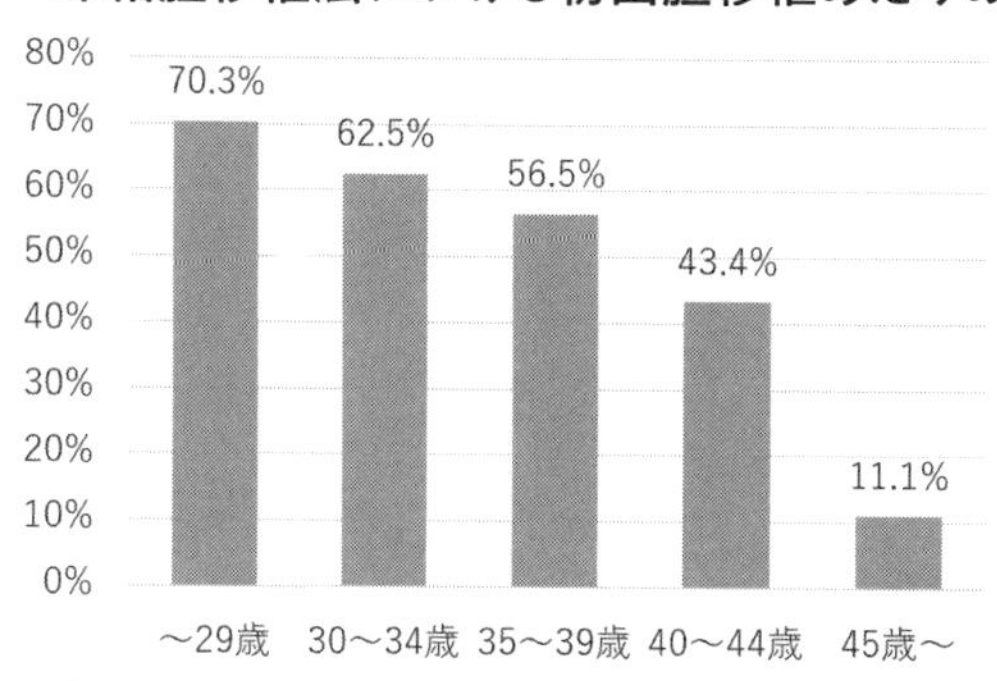


（2012.1月～2023.12月　竹内レディースクリニック附設高度生殖医療センター）

ると62・5％、35才から39才になると56・5％、40才から44才になると43・4％、45才以上になると11・1％になってしまいます（図5－3）。

妊娠率には、ホルモンの状態や卵子の状態、採卵数、精子の状態、受精卵の発育のようす、子宮内膜の状態など、妊娠にかかわる多くの要因が映し出されています。もちろん個人差はありますが、全般的には年齢が高くなるほど妊娠しづらいと考えたほうがいいでしょう。

年齢が若いほど妊娠率が高く、また比較的早い時期に妊娠できるというのが現実です。しかし、ある程度年齢が高くても、回数を重ねることで多くの人が妊娠できるようになってきます。とはいえ、40才をこえると妊娠率が落ちてくるということは、よく覚えておきたいものです。

2008年4月に日本産科婦人科学会では母親の負担を考慮し、「生殖補助医療における多胎妊娠防止に関する見解」を示し、生殖補助医療の胚移植において、移植する胚は原則として単一とするとしています。ただし35歳以上や、受精卵を2回以上移植しても妊娠しなかった場合は、2個に増やすことも認めています。実際に何個の胚

## 図5-4　年別　妊娠率・生産率・多胎率

| | 妊娠率（/ET、新鮮） | 妊娠率（/ET、凍結） | 生産率（/採卵）* | 多胎率 |
|---|---|---|---|---|
| 1990 | 22.0% | 11.1% | 11.2% | 18.3% |
| 1991 | 23.8% | 16.2% | 12.4% | 13.9% |
| 1992 | 21.5% | 14.9% | 11.6% | 19.3% |
| 1993 | 23.2% | 14.4% | 12.6% | 18.2% |
| 1994 | 21.2% | 16.1% | 11.8% | 19.1% |
| 1995 | 22.5% | 22.7% | 12.9% | 19.8% |
| 1996 | 23.3% | 16.8% | 13.7% | 18.9% |
| 1997 | 23.6% | 21.9% | 13.9% | 16.9% |
| 1998 | 23.8% | 22.9% | 14.9% | 18.2% |
| 1999 | 25.0% | 24.2% | 14.2% | 16.0% |
| 2000 | 25.4% | 24.8% | 14.6% | 16.5% |
| 2001 | 26.3% | 25.9% | 14.7% | 17.2% |
| 2002 | 27.6% | 27.7% | 14.6% | 15.9% |
| 2003 | 28.2% | 31.6% | 14.4% | 16.0% |
| 2004 | 27.6% | 31.2% | 12.7% | 15.1% |
| 2005 | 28.0% | 32.7% | 12.3% | 14.4% |
| 2006 | 26.5% | 33.0% | 11.0% | 12.1% |
| 2007 | 24.4% | 32.1% | 9.9% | 11.0% |
| 2008 | 21.9% | 32.2% | 8.5% | 6.6% |
| 2009 | 22.3% | 32.6% | 9.3% | 5.1% |
| 2010 | 21.9% | 33.7% | 8.2% | 4.7% |
| 2011 | 21.3% | 34.2% | 7.8% | 4.1% |
| 2012 | 20.8% | 33.7% | 7.1% | 3.8% |
| 2013 | 20.8% | 32.8% | 6.8% | 3.4% |
| 2014 | 21.0% | 33.4% | 7.0% | 3.1% |
| 2015 | 20.8% | 33.2% | 6.7% | 3.1% |
| 2016 | 20.5% | 33.3% | 6.2% | 3.2% |
| 2017 | 21.4% | 34.4% | 6.2% | 3.1% |
| 2018 | 21.1% | 34.7% | 5.7% | 2.9% |
| 2019 | 21.0% | 35.4% | 5.4% | 2.9% |
| 2020 | 20.7% | 36.0% | 4.7% | 2.9% |
| 2021 | 21.2% | 36.9% | 3.9% | 3.0% |

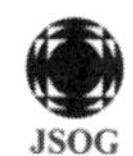


JSOG日本産科婦人科学会ARTデータ2021参照

をもどすのかは、胚の状態や子宮内膜の状態から検討しますが、複数の胚をもどすと多胎妊娠になる可能性があります。

「多胎の発生率」について調べた日本産科婦人科学会によるデータによると、妊娠時の胎児の数は、２０２１年は多胎率が３・０％に対して、見解が出される以前の２００７年は多胎率が11・０％でした。見解が示されたことで、多胎率が大幅に減っていることが良くわかります。

また、２０２１年の多胎のうち双胎は97・９％、三胎は１・９％、四胎は０・１％、という割合で発生していました（図５‐４）。

産科治療も行っている当院としては、妊婦の負担軽減、母子ともに安全に出産にいたることを不妊治療の最終ゴールと考え、胚の状態がよければ単一胚移植法をすすめています。

当院におけるＡＲＴの妊娠率を年間四期に分けた過去12年分のデータを見てください。横の黒線は胚移植妊娠率の全国平均です。いずれの時期においても全国平均の値を超えた妊娠率が保てていることがわかります。また、２０２０年後半以降60％を超

## 図5-5　四期毎 ART 妊娠率

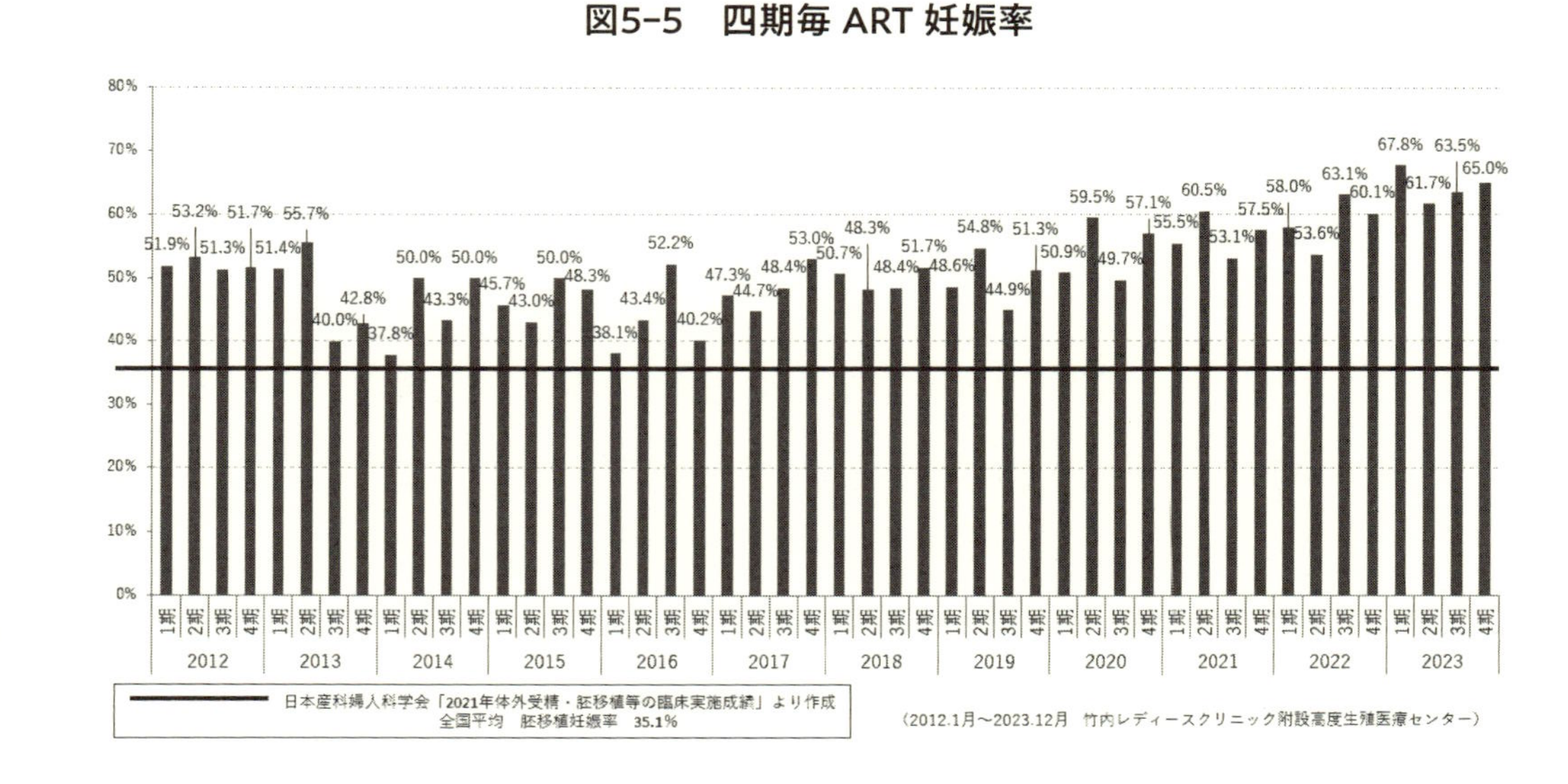

える非常に高い妊娠率となっています。

## 具体的な難治症例の成功例

当院で実際に経験した難治症例について紹介します。

**【症例① 33歳】**（図5−6）

複数の病院で治療経験があり、すでに7回の採卵を経験されていた。採卵前に排卵の為キャンセルになったり、採れても卵子数が少なかったりと移植が実施できたのは2回だけで、妊娠に至ることがなく当院を受診となった。

2回目の採卵で良好胚の凍結を実施した。後日、当院初回の移植を実施し、妊娠成立となり出産に至った。

**図5-6**

症例①
33歳　　AMH　0.374

過去の治療歴（他院）
採卵7回
移植2回→妊娠不成功

当院での治療
採卵2回
　2回目の採卵（CC-HMG-MPA法）
　初期胚2個、良好胚盤胞1個の凍結
移植1回→妊娠成功、出産へ

良好な結果を得るためには、刺激法・スケジュールを個別化することが極めて重要。

1回目の採卵の結果を参考にさらに個別化して対応。

**【症例②　38歳】図5－7**

他院で2回の採卵を経験するも良好胚盤胞が確保できず、2回の移植で着床しないため当院を受診となった。

当院初回の採卵で良好胚の凍結を実施した。後日、当院初回の移植を実施し、妊娠成立に至った。

過去の採卵で良好胚が得られない方に有効な卵巣刺激法を選択。

**図5–7**

症例②
38歳　　AMH　2.57

過去の治療歴（他院）
採卵2回
移植2回→妊娠不成功

当院での治療
採卵1回
　1回目の採卵（AT-MPA法）
　良好胚盤胞2個の凍結
移植1回→妊娠成功

**【症例③　39歳】　離島在住（図5－8）**

1回目の採卵では初期胚凍結を実施し、排卵誘発法を変更し2回目の採卵では同周期内2回採卵の実施となり、初回採卵で良好な卵子が得られず、2回採卵で良好胚盤胞3個凍結を実施した。後日、1回目の移植は妊娠成立するも流産、2回目の移植にて妊娠成立となり出産に至った。

卵巣予備能が低くても、遠方でも1回の周期で2回採卵を行うことで短期間で妊娠できる可能性があり有効。

**図5-8**

症例③
39歳　　　　　AMH　0.822

子宮筋腫核出後

採卵2回
　1回目の採卵（CC-HMG-MPA法）
　初期胚1個の凍結
　2回目の採卵（AT-MPA法）
　初回採卵　良好な卵子が得られず
　2回採卵　良好胚盤胞3個の凍結
移植2回
　1回目→妊娠成功するも9週流産
　2回目→妊娠成功、出産へ

## 当院独自で開発した治療方法

当院では良好な卵子を作るため様々な最新の卵巣刺激法を開発し、個人にあった治療法を提供しています。

### AT－AT法

体外受精において有効な調節卵巣刺激を行うことは極めて重要です。調節卵巣刺激に対する反応は個人によっても異なりますし、同じ方でも周期によって異なります。日本では低刺激法を支持する施設もありますが、最近の報告では1回の採卵で10～15個程度卵子を獲得できると卵巣過剰刺激症候群のリスクも少なく、1回の採卵で妊娠という結果につながりやすく、妊娠までの期間（time to pregnancy）が最も短縮されるとされ、獲得卵子数が10個以上期待できる方にあえて低刺激をおこなうメリットはありません。

当院では採卵開始時のホルモン値や胞状卵胞数、それまでの治療経過によって卵巣刺激法を調整し最短で結果が出るように努めています。この工夫を行っても胚質が不良で良好胚盤胞がなかなか得られない方や、卵巣予備能が低く獲得卵子数あるいは成熟卵子数が少なく、良好胚盤胞がなかなか得られず、複数回採卵を行っても妊娠に至らない方がいます。このような方に当院ではDelayed start gonadotropin-releasing hormone（GnRH）antagonist protocolというオリジナルの方法で調節卵巣刺激を行っています。排卵抑制にもＧｎＲＨアンタゴニストを使用するため、ＡＴ－ＡＴ法と通称しています。この方法では、卵胞期早期（月経３日目頃）にＧｎＲＨアンタゴニストを投与し、その３日後頃（月経６日目頃）からゴナドトロピン投与を開始する方法です。

この方法により、胞状卵胞の発育が同期し、回収する卵子のうち成熟した卵子の割合が増加し、同時に卵子の質も改善するため、良好胚盤胞の割合も増加すると考えています。この方法で、過去の採卵で良好胚盤胞が得られなかった方でも、妊娠・出産される方が多く、２０２３年にFrontiers in Endocrinologyに論文として報告しました。過去の採卵で胚質不良で良好胚盤胞が得られなかった平均年齢39歳、ＡＭＨ１・86ng／mLの73人の方を対象に比較すると、採卵周期当たりの良好胚盤胞数が平均０・7個から１・6個に増加し、出産に至った方も１・４％から31・５％に増加しました。
　また、平均年齢41歳、ＡＭＨ０・53ng／mLと卵巣予備能が低い83人の方を対象に比較しても採卵周期当たりの良好胚盤胞数が平均０・４個から０・９個に増加し、出産に至った方も０％から18・１％に増加し、過去の治療で結果がなかなかでなかった患者様が出産にたどり着くことができました。

獲得卵子数（胚質不良）

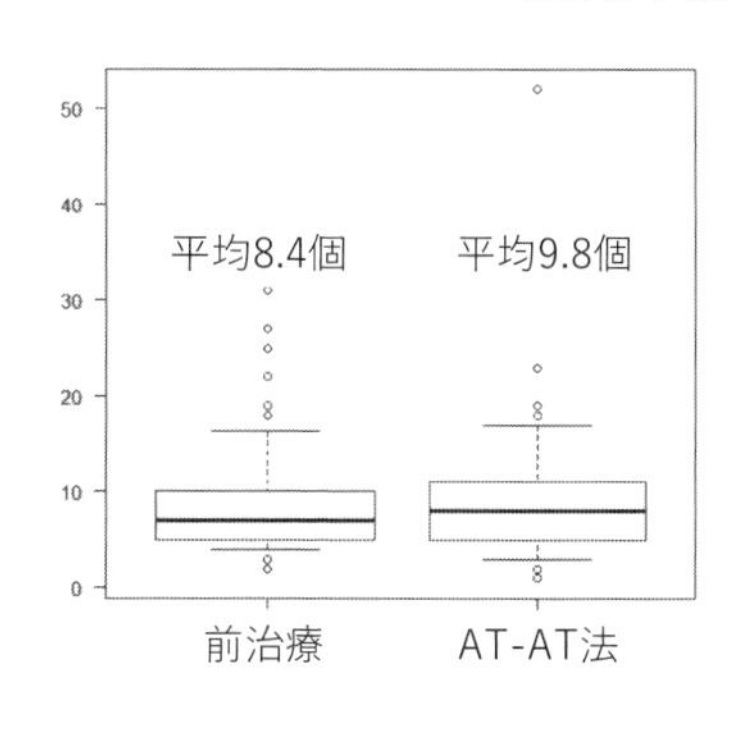


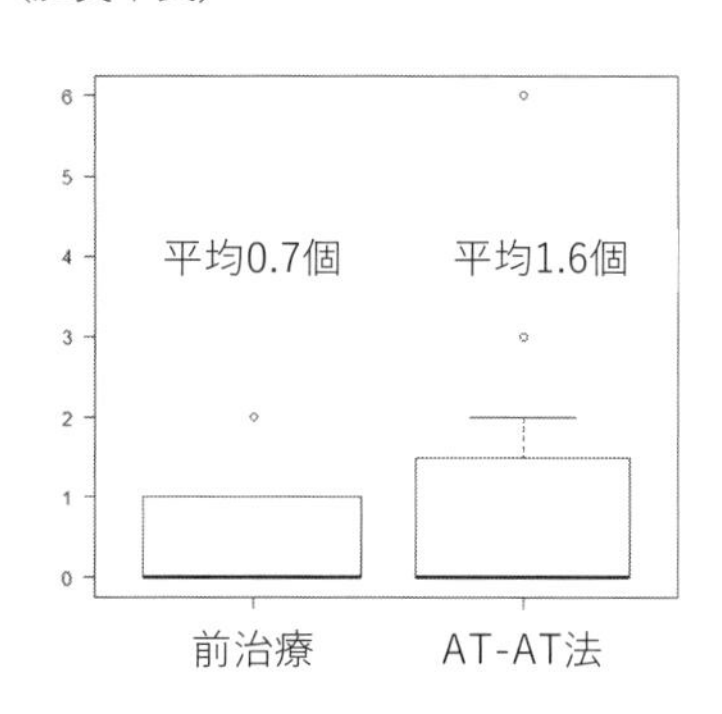

## ＡＴ－ＭＰＡ法

これまで排卵抑制はＧｎＲＨアンタゴニストやＧｎＲＨアゴニストを用いてきましたが、近年、プロゲステロン製剤を用いたＰＰＯＳ（Progestin-primed Ovarian Stimulation）法が用いられるようになってきました。

この方法では、新鮮胚移植を行うことはできませんが、ＭＰＡ（商品名：ヒスロン）の内服ですむため、注射が必要なＧｎＲＨアンタゴニスト法に比較し、簡便です。この方法をDelayed start gonadotropin-releasing hormone（GnRH）antagonist protocol に組み合わせた方法がＡＴ－ＭＰＡ法です。

ＡＴ－ＡＴ法から排卵抑制をアンタゴニスト法からＰＰＯＳ法に変更したことになります。

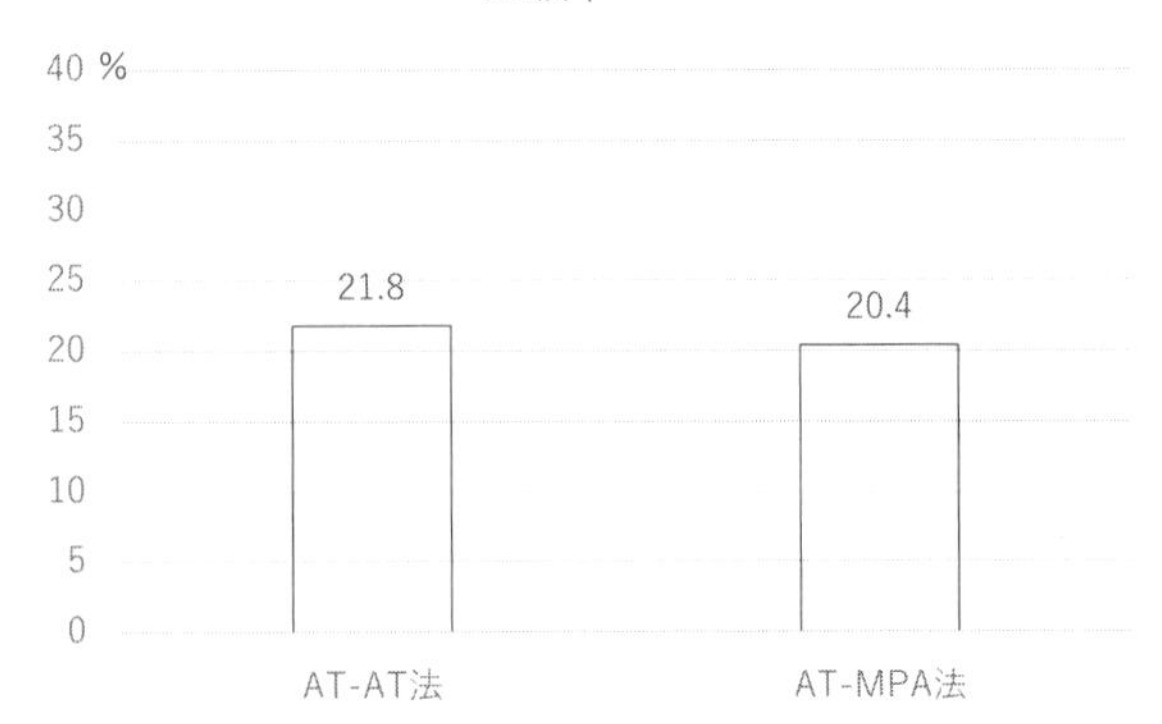

この変更により、治療の結果に影響がないかを検討しました。原因によらずＡＴ－ＡＴ法とＡＴ－ＭＰＡ法を比較した結果、採卵周期当たりの良好胚盤胞数が平均１・2個と１・9個で大きな差はなく、出産に至った方も21・84％と20・４％で大きな差はありませんでした。このため、新鮮胚移植を行わない場合には、ＡＴ－ＡＴ法ではなく、ＡＴ－ＭＰＡ法でも同等の効果が得られることが確認できたため、治療の簡便性からこの方法を選ぶことが増えてきています。

## 2回採卵（2段階採卵法）

次に2回採卵（2段階採卵法：Duo-Stimulation 法）を紹介します。

この方法は通常の卵胞期早期からの刺激による採卵だけでなく、同じ周期の黄体期に続けて採卵を行う方法です。つまり、1回の月経周期で2回の採卵を行う方法です。卵巣過剰刺激症候群のリスクがある方には行えませんが、卵巣予備能が低下し、1回の採卵での回収卵子数の少ない女性や、ＡＹＡ世代の妊孕性温存療法の際の卵巣刺激法として考慮されます。

通常通りの採卵を1回行いますが、この際に10㎜未満の卵胞は未熟であることが多く、あえて回収せずに残しておきます。1回目の採卵から2~5日後に診察し、ゴナドトロピンにより調節卵巣刺激を再開します。その後、2回目の採卵を行います。その分、体への負担や費用は大きくなります。1回の月経周期で2回の採卵を行うことができ、妊娠までの期間短縮、手術や抗がん剤治療開始まで時間がない方への妊孕性温存療法などの場合に有用です。

## ランダムスタート

標準的な調節卵巣刺激は卵胞期早期（月経3日目頃）から開始します。

がん治療を急ぐ必要がある方や、忙しく日程調整が困難な方、卵巣予備能が低く月経周期が不規則な方などは月経3日目頃から卵巣刺激を開始す

**DuoStim（double stimulation）法：2回採卵**

✓ 卵胞期早期からの刺激による採卵だけでなく、同周期の黄体期からも採卵を行う方法

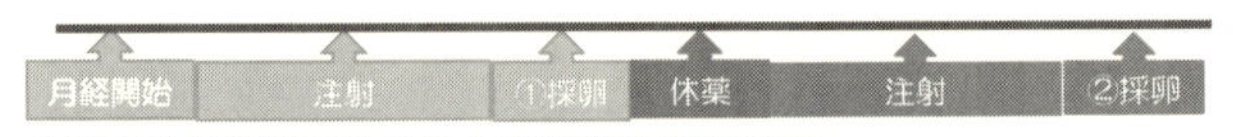


✓ 1回の月経周期でより多くの卵子を回収できる

✓ 期間は20日前後必要となる

竹内レディースクリニック 附設高度生殖医療センター　竹内レディースクリニック ART鹿児島院

ることが難しい場合があります。このような場合、月経周期のどのタイミングであっても、その時点の卵巣の状態に応じて調節卵巣刺激を開始することがあります。この方法をランダムスタートといいます。

凍結胚移植が前提となりますが、この方法で得られた胚を移植した際の妊娠率は、標準の時期に開始した卵巣刺激方法と差がないとされています。

通常の時期に開始した場合と比較し、卵巣刺激に必要な期間が長くなったり薬剤の必要量が多くなったりする可能性があるため、まずは通常の時期からの刺激をお勧めします。がんに対する治療を控えているなど、治療開始を待てない方には非常に有効な方法です。

## ランダムスタート法

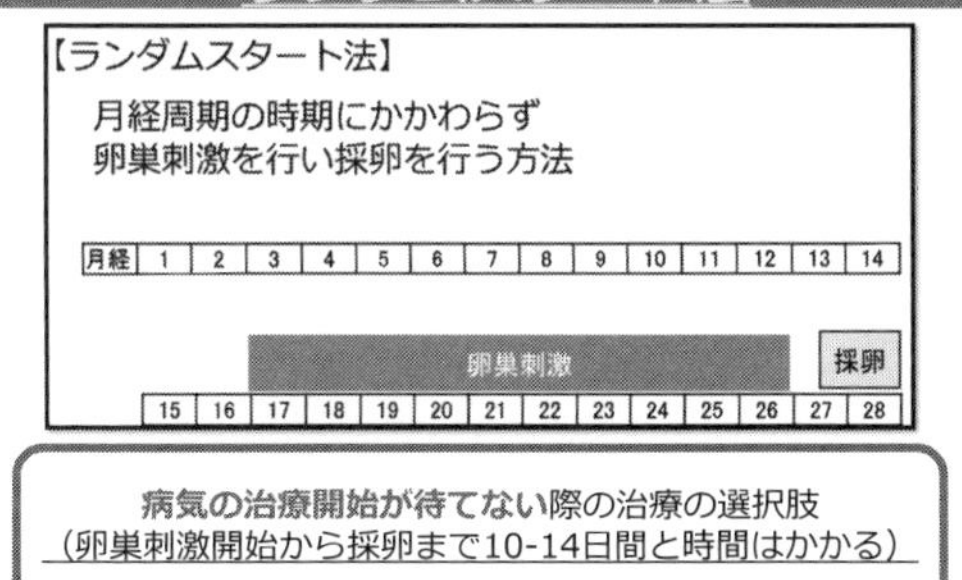


竹内レディースクリニック 附設高度生殖医療センター　竹内レディースクリニック ART鹿児島院

## 不育症について

流産は妊娠の約15％程度に起こり、妊娠歴のある女性の約35〜40％が流産を経験します。流産を2回繰り返した場合を反復流産、3回以上繰り返した場合を習慣流産と定義し、それぞれ頻度は約5％、約1％です。

日本では繰り返していなくとも2回以上の流産・死産の経験がある場合を不育症と定義し、不育症の頻度は約5％といわれています。流産率は女性の年齢とともに上昇し、40歳代では約40％まで上昇します。そのため、年齢を重ねるほど流産を繰り返す割合は上昇します。

妊娠初期の流産は受精卵の偶発的な染色体異常が最も多く、約80％とされています。その他の不育症の原因には、血液のかたまる能力の異常（血栓性素因）、甲状腺ホルモンの異常、糖尿病、子宮形態の異常、免疫学的寛容の異常、夫婦の染色体異常などがあるといわれています。これらの原因がわかれば、治療により流産を回避できる可能性がありますが、検査を行っても原因が特定できない場合もあります。

不育症の方は、これらの原因に対する治療を行うことで、妊娠・出産まで早くたどり着ける可能性があります。また、原因不明の患者さんでも、2回流産のカップルでは約80%、3回では約70%、4回では約60%、5回では約50%の方が次の妊娠で出産にいたっていると報告されています。また、夫婦染色体異常や子宮形態異常が原因でない夫婦の85%が最終的に出産にいたっていると報告されていますので、次も流産になるのではないかという不安は大きいですが、決してあきらめる必要はありません。まずは系統だって検査を行うことが重要です。

原因ごとの治療について簡単にまとめました。

ご夫婦のどちらかの染色体に、健康上の問題はなくとも転座などの構造変化がある場合、精子あるいは卵子の染色体の構造変化や数的変化が起こりやすく、流産を繰り返し、なかなか出産に至らない方がいらっしゃいます。これらの方々には着床前染色体構造異常検査（PGT-SR）が有効です。別項で詳細は述べていますが、当院では日本の中でも先駆けてこの検査を開始した実績があり、無事出産されたかたが複数いらっしゃいます。

次に血栓性素因についてです。出血があるときに血液は止血を行う必要があり、この役割を血小板や凝固因子が担っています。一方で血栓が過剰にできた場合、肺血栓塞栓症や深部静脈血栓症などの血栓症として命の危険がある状態になります。過剰な血栓ができないように体内では血栓を溶解する線溶系システムが備わっています。凝固と線溶のバランスが崩れていると着床や絨毛の形成がうまくいかず、不育症となることがあります。代表的なものに抗リン脂質抗体症候群、プロテインS欠乏症、プロテインC欠乏症、第Ⅻ因子欠乏症などがあげられます。機序についてはまだ十分わかっていない部分もありますが、低用量アスピリンやヘパリン療法を行うことで妊娠継続率の向上に寄与することがわかっており、検査で異常のある方はこれらの治療を行うことで出産に至っています。

次に甲状腺機能異常についてです。Basedow病や慢性甲状腺炎（橋本病）などは有名ですが、症状がなく健康上の問題はなくとも、妊娠すると流産や胎児発育不全などを引き起こしやすい潜在性甲状腺機能低下症といわれる状態の方がいらっしゃいます。この状態の方は健康上の問題がなくとも、良好な妊娠経過を得るために内服治療を行うことが重要です。自覚症状はないことがほとんどですから、まずは検査し異常があれば甲状腺の専門医による検査・治療をお勧めしています。糖尿病についても同様で、自覚症状がない状態でも糖尿病あるいは耐糖能異常のある方がいらっしゃるため、まずは検査をお勧めしています。

次に子宮形態異常についてですが、一言に子宮形態異常といっても弓状子宮、中隔子宮、双角子宮、重複子宮など様々です。多くの子宮形態異常は治療せずとも無事出産に至る方が多いですが、中隔子宮や双角子宮で流産を繰り返す方の中には手術療法が有効な場合があります。しかし、手術後の合併症もあるため、手術を行うかは慎重な判断が必要となります。

最後に免疫学的寛容の異常についてです。赤ちゃんは精子と卵子から成り立っているため、母体にとっては父由来の部分は自分自身ではないため、免疫学的寛容が充分働かなければ異物と認識して攻撃してしまい、その結果、流産となることがあります。この免疫学的寛容にＨＣＧや黄体ホルモン（プロゲステロン）は重要と言われており、ＨＣＧ注射や黄体ホルモン補充を行うことも重要です。その他にもヘルパーＴ

細胞のバランスがくずれている場合も不育症の原因となります。Ｔｈ１細胞とＴｈ２細胞のバランスが崩れている方に対するタクロリムス療法が有効とする報告があり、当院でもこの治療により不育症の方の約70％の方が出産に至っています。また、ビタミンＤ欠乏も関連が示唆されており、積極的に摂取することをお勧めしています。この他にも検査としてＮＫ細胞活性やＴｈ17・Ｔｒｅｇ（制御性Ｔ細胞）、治療として大量免疫グロブリン療法やイントラリポス療法など新たな検査や治療が報告されており、当院でもその効果について吟味し、臨床応用を検討しています。

# 第6章　将来の産婦人科医へ

# 生殖医療に携わる心構え

## 大学病院と民間施設の違い

日本の高度生殖補助医療（ＡＲＴ）の技術は世界トップレベルを誇っています。そして、その技術力を牽引しているのは、大学病院ではなく、プライベートクリニック、いわゆる民間の施設です。

国内でＡＲＴが始まった当初、仮に大学病院で「新しい技術を試してみたい」「誰も手をつけていない研究がしたい」と意欲をもった人材がいたとしても、前例がないことなどを理由に倫理委員会の決議が遅々として進まず、受理されるまでに時間がかかっていました。また、当時の大学は胚培養士を雇うことに消極的で専門技術をもった人材が不足していました。当然、体外受精の成功率は高くはなく、その結果、ＡＲＴに関する申請が通りづらかった、という背景もあったのでしょう。

それに対し、プライベートクリニックはＡＲＴを行うことを前提にした医師が開業している場合が大半。新しい技術をいち早く取り入れようとする人自体が決裁者であったり、院外・院内倫理委員会がその施設に付随している場合が多く、他施設との差別化という意味でも比較的申請が通りやすいという流れがあったからでしょう。トップの考え方にもよりますが、日常的に研究や実験を行い、国際学会への参加や論文発表などにも積極的に取り組みやすかったのも民間。最新の情報を常に民間主導で日本に取り入れてきたため、高レベルの技術者による先端のＡＲＴを提供するのはプライベートクリニックだ、という流れになりました。

## ビジネスとART

しかし、ＡＲＴを、ビジネスとして捉えるプライベートクリニックが一定数存在してきたことも事実です。

ＡＲＴがまだ日本では確立されていなかった時代、我々はＡＲＴを「勉強」「研究」という位置付けで捉え、体外受精をトップレベルに到達させることを急務としていました。

今は、極端なことをいえば、受精卵を扱う胚培養士を雇っていれば、受精卵や胚盤胞などの基礎知識がない医師でもＡＲＴを提供することができます。そのような施設でも、妊娠率や出産率が高いと印象付ける開示の〝マジック〟で集客しようと思えば、集客できてしまうのも、残念ながら日本の現状です。

私が商業主義に走ることに異を唱えたい主な理由は次の通りです。

例えば、不妊治療を開始したばかりのＡさんという患者さんがいたとしましょう。初診で基本的な検査をして、自然妊娠する可能性が高いので、通常ならタイミング法からステップアップ方式で治療を進めるという方針になるはずです。しかし、ビジネスがメインであれば、ＡＲＴが必要ないＡさんに、最初から体外受精を提案し、すぐに採卵に進めようとするでしょう。なぜなら、排卵時期から採卵、移植までの予定が組みやすい、一人の患者さんにかける時間が少なくて済むから患者数を増やすことができるなど、そのクリニック側の都合や利益を優先しやすいから。結果として赤ちゃんができたとしても、Ａさんは本来なら必要なかったかもしれない治療を行い、身体的・経済的にも負担がかかることになるのです。

また、優秀な医者・高度な医療は都会に集まる、というイメージがあるからなのか、地方から都会の有名クリニックを受診するためのツアーが組まれることもあります。近年ではインバウンド向けの生殖ツーリズムも登場しています。実施しているクリニック・連携企業のすべてが〝儲け主義〟とは思いませんが、このようなシステムも現実に存在しています。都会だろうと地方だろうと、世界レベルの医療を提供できますし、現に、私も九州の南端、鹿児島県という立地で高水準の医療を提供しているという自負があります。

ビジネス化は、ＡＲＴ登録施設数を異常なほどに引き上げる一因にもなっています。産婦人科とはまったく違う分野の医療施設でも一定条件をクリアすれば登録されるため、生殖医療を「ビジネスができる医療」と捉えた施設がある時期から一気に増えました。

近年、登録制度が見直されるようになり、若干は改善されていますが、それでもやはり受理されやすい傾向にあります。そして、アメリカなど海外では認定されても一定基準を満たさなくなれば登録抹消になりますが、日本ではそもそもの登録数が多いだけでなく、審査するシステムがないため、よほどのことがない限り登録抹消などないというのが問題です。最近では保険適用が開始されましたが、混合診療が認められない現状では高度な治療のほとんどが自費診療となるため、経営者の考え方次第では「簡単に稼げる医療」として捉えられる可能性もあるのです。だからこそ、生殖に関わる者の誠意として、商業主義であってほしくないと私は思います。

## 生殖医療を志す若い医師への思い

『竹内レディースクリニック』は現在、医師5人体制で診療にあたっています。そのうち、産科担当の副院長・竹内美穂医師以外はいずれも30代と40代。医師としてもっとも脂が乗っている頃でしょう。

年を重ねてくると、「最近の若いものは～」などといいがちですが、皆が皆、そうではありません。若いうちから思考がビジネスに向いている者もいれば、患者さんを主体に考える者もいます。全般的には、何をするにしても良くも悪くも〝器用〟な若者が増えているという印象はあります。

私としては、今まさに医者を目指している学生や、経験値が低い若い医者たちにはもっと貪欲に、珍しい症例にも食らいついていったり、新しい技術や知識習得に挑戦してほしいと思っています。医者というのは、入職したばかりで何もできなくてもそれなりに優遇される職業ですが、一人前の目安は医師歴10年。向き合う方向を少し変えるだけで一気に飛躍する可能性があるので、頑張っていただきたいと思います。

私は産婦人科医であり、生殖補助医療の専門医でもあります。子どもを妊娠させるための治療を行い、無事に子どもを出産させるまで、常に目の前の患者さんの〝命〟に向き合わなければならない仕事です。妊娠して終わり、ではなく、赤ちゃんを無事に誕生させなければ患者さんの役に立ったことにはなりません。

もし、生殖補助医療の専門医を目指すのなら、たとえ産科をしなくても赤ちゃんが誕生するところまで考えられる医師になってほしいと思います。妊娠を確認したら「はい、卒業」ではありません。

## 外国から日本を俯瞰で見ることも必要

日本とアメリカの医療体制の違いは、これまでにも何度も触れてきました。学会およびロビー活動というのは、その集団の中で自分の立ち位置を上げるという意味では、日本では必要なことかもしれません。

学会発表をした先生には「素晴らしい発表をありがとうございました」「勉強になり

ました」という枕詞を必ず付けてから質問をする、というのも日本では当然のこと。しかし、私にとってそれは何の意味もなく、必要なことはその先生の発表内容について知りたいことや疑問に思ったことを「ズバリ」聞くということです。

妻には「枕詞は挨拶よ」といわれますが、私にはその「挨拶」がなかなかできません。アメリカでは、激しくディスカッションして互いが高みを目指していきますが、日本では大切な「挨拶」を省く者を良く思わない人が多い傾向にあります。学問的におかしいと思ってもそれを指摘できる人は少なく、賛辞よりも追及や反論が多ければ「恥をかかされた」と捉える風潮があるのも、日本らしいのかもしれません。

実際、ある学会で関西の某有名大学教授の発表に「挨拶なし」で質問をぶつけると、「なんだ、失礼なやつだ」と気分を害されたことがあります。そして、お付きの医局員に「鹿児島のあのヒゲは、いつか△△したるからなといっておけ」と。知り合いの医師たちはいまだに面白がって、その時の話をしてきます。

何が正しいかではなく、誰が、いつ発言するか。たとえ、私が正論を発言したとしても「こっちは◆◆大学の教授だぜ。鹿児島の開業医より私を信用するぞ」と、大げさではなく、こうなるわけです。日本の学会に改善していただきたい点であり、私が日本の学会に顔を出さなくなったのもこれが理由です。

現状を変えるのはなかなか難しいかもしれませんが、だからこそ、私よりも下の若い世代には、アメリカでもヨーロッパでもどの国でもかまわないので、海外で「本物」を勉強してほしいと思うのです。

私が海外留学を強く推す理由の一つは、先端技術や知識を勉強できるということ。私の時代は、それがアメリカでした。

もう一つは、海外から日本を見る必要があるということ。ずっと日本にいるのと、一度離れてから日本を見るのとではまったく見え方が違います。私が同業者で一目置いている人というのは、やはり一度日本を離れた人です。

国際学会に参加するというレベルの話ではなく、最低1年は、その国の医療現場で仕事をする。海外で仕事をするには、まず、言葉の壁に立ち向かい、克服しなければなりません。また、諸外国においてアジア圏の医師がどのような立ち位置にいるのかを知ることも必要です。その環境の中で仕事を成功させる積み重ねが、必ず大きな糧になることを、若い医師たちに知ってほしいと思っています。

## 3人の息子と1人の娘に伝えたいこと

上の2人の息子も、医学の道を志しています。長男は産婦人科医になる道を選んだようですが、次男は麻酔科を選択、現在高3の娘は、医学部に進学する予定です。三男は、まだ小学生で科学者に興味があるようです。

私の苦労を見てきた妻は、同じ思いをさせまいと息子への教育には熱心に取り組んできました。有名な進学塾にも通わせ、2人とも鹿大医学部に進学。日本では国立大学ブランドが有利であり、チャンスを与えられる機会が多いのは事実ですから、私からも息子たちには「学者として大学教授の道に進むか、開業医になるか、そのどちらにしても、日本でのスタートラインに立てたな」と伝えました。

医者になるまでの道すじは親次第ともいえるでしょう。しかし、そこから先は本人次第。まだまだ可能性は未知数です。私が鹿大で出会った生殖補助医療、アメリカで没頭した着床前遺伝子診断のように、彼らにも何か「これだ」と確信できる出会いがあるでしょう。どこでスイッチが入るか、その瞬間が楽しみです。

# 第7章　医療人生、私の集大成として “プレコンセプションケア”の啓蒙

# 生殖医療における女性の自立・平等

プレコンセプションケアは受胎前（妊娠前）のヘルスケアと説明され、海外では1980年代から注目されていました。2006年に米国疾病管理予防センター（CDC）とプレコンセプションヘルスの有識者が合同でこの分野を発展させるための国家勧告を出したのが、保険政策としてのプレコンセプションケアの始まりです。

日本でも2018年にようやく「成育基本法」が制定され、2021年に出された同基本指針の中でプレコンセプションケアとは「女性やカップルを対象として将来の妊娠のための健康管理を促す取組」と記されています。

しかし、妊娠前からの健康管理を、妊娠を考え始めてから始めたのではあまり意味がありません。特に現在は先進国において晩婚化が進み、妊娠を考え始めるのが遅くなっています。10代の思春期から適切な性に対する情報、妊娠に関する知識を男女ともに身に着けることが、将来の健やかな妊娠、出産につながるのです。

男女ともに加齢とともに生殖機能は下がっていきますが、女性においてはそれが顕著です。日本では1975年から2019年において、女性の初婚年齢は24・7歳から29・6歳、第一子出産平均年齢も25・7歳から30・7歳と5歳高齢化しています。生涯で子供を持てる確率は妊活開始時20歳代であれば90－95％といわれていますが、30代後半になると約70％となり、40歳以上では45％ほどになってしまいます。挙児を希望する年齢が高いほど妊孕性が低下することが分かります。

これは、年齢とともに卵子が減少し、老化（質が下がる）してしまうからです。毎日精巣で精子が作られる男性とは異なり、女性は母親のおなかの中にいる胎児の段階で卵巣に一生分の原始卵胞（いずれ卵子になる細胞）が存在します。その数は約700万個と言われていますが、生まれてくるころには、自然淘汰で約200万個に減少します。月経がはじまる思春期には20－30万個にまで減ってしまいます。

残っている卵子の数を反映するホルモンであるＡＭＨ（抗ミュラー管ホルモン）が測定できるようになり、加齢とともにＡＭＨの値が下がってくことが確認されています。しかし同じ年齢でもＡＭＨの値には個人差があり、若くてもＡＭＨの値が低い場合は早い段階で卵子がなくなってしまい、妊娠が難しくなることがあります。

また、加齢に伴い卵子の細胞質に含まれるミトコンドリア（胚の発生に必要なエネルギー源）の働きが弱くなるため、卵子の質が下がってしまい、40歳を超えた女性の場合はどうしても自然妊娠・出産が難しくなります。女性の生殖にはタイムリミットがあるのです（卵子数の減少や加齢による質の低下に対する技術として、若いうちに若い卵子を凍結保存しておく「社会的卵子凍結」という技術があります）。

年齢の問題だけでなく、婦人科的な疾患（子宮筋腫や子宮内膜症）、卵管の閉塞、排卵の障害（多のう胞性卵巣症候群や未排卵性黄体化（ＬＵＦ））など、自覚症状の有無にかかわらず様々な不妊原因が隠れている場合があります。

また、やせすぎ、太りすぎはホルモンのバランスを崩し、不妊の原因となります。特に若い年代の栄養不足が問題になっています。カロリー自体が足りなかったり、カロリーはとっているけれど、重要な栄養素や元素が足りていなかったりと偏った食生活が指摘されています。炭水化物だけではなく、たんぱく質や脂質、ビタミンなどをバランス良く摂ることが必要です。特に妊娠に重要な栄養素（葉酸や鉄など）がいくつかありますので、サプリメントなども併用してしっかりと補充していく必要があります。

生活習慣を整えることも重要です。タバコは男女ともに不妊の原因と言われていますし、胎児には悪影響を及ぼします。自分で吸うのはもちろん厳禁ですが、受動喫煙もできるだけ避けたほうがいいです。また、睡眠不足は月経不順や精子の運動性の悪化などを引き起こす可能性があるといわれています。

健康で不妊につながる原因のない若い男女であれば子供を望む通常の性生活を開始して1年以内に約80％が妊娠します。つまり、避妊せずに1年生生活を続けても妊娠しない場合、男女どちらか、もしくは両方に不妊原因がある可能性があります。

このような現実を知っていれば、「自分の生殖能力がどのような状態なのか、早く調べよう」と検査を受けることが選択肢に入ってきます。そこで検査を受けて何らかの原因が分かった場合は早期の治療や対処を受けることができます。しかし、知らなければ検査を受けに行くという選択もできません。

病院で受ける検査として、女性の場合は月経の状態、婦人科や、それ以外の病気が隠れていないかなどの検査があり、中でもＡＭＨ（抗ミュラー管ホルモン）検査は特に重要です。

男性の場合は性機能障害の有無（性交、射精などに問題がないか）、精子の状態（精液量、精子濃度、運動率など）を調べます。

また、妊娠するまでにチェックしておいたほうがいい感染症（ＨＩＶや梅毒、クラミジアなどの性病、Ｂ型肝炎、Ｃ型肝炎、風疹抗体検査など）もあります。

今は妊娠出産にかかわる検査がセットになったプレコンセプション検査が５０００〜１００００円程度で気軽に受けられるクリニックも増えています。女性の生殖にタイムリミットがあることを知っているかどうかで感覚にギャップがあるのは否めませんが、以前よりも「早く妊活しなければ」と思う女性は増えてきました。

男性も同様で、若いころから女性の体の仕組みや機能、生殖のことを理解できれば、女性のことを大切にできる素敵な男性が増えるのではないでしょうか。また、不妊原因が男女半々の割合だと知っていれば、将来のために自分も生殖能力について検査を受けておこうという意識になるはずです。

男女ともに若いうちからその意識を持ってもらうための啓蒙活動は必要だと考えます。

生殖医療に関する啓蒙活動の一環として、地元のテレビ局と連携して不妊治療に興味のある人、不妊治療中の人などを対象とした「MBCセミナー」を約10年間開催してきました。開講した当初より、男性の参加者が増え、当院にも不妊検査、治療に訪れる男性が多くなってきたので、ある一定の役割は果たせたのかもしれません。

しかし、学校教育の現場ではなかなかそうはいきません。若い世代に正しい生殖の知識を持ってもらうことが大切であり、それには学校教育での取り組みが必須です。国際的な性教育に関するガイダンス（国際セクシュアリティ教育ガイダンス）と比較して、日本における学習指導要綱の性教育部分は極めて遅れています。受精などの子供が生まれる過程については国際的には5－8歳、意図しない妊娠、避妊方法に知いては9～12歳で取り扱うべきとされていますが、日本においては高校で扱う内容となっています。

一度高校の教諭を集めて説明会をしたことがありますが、若いうちから卵子の老化や不妊症について知るべきだ、と説いても全くの他人事。「学校組織として、生徒たちにそういう話はしてほしくない」とも言われました。日本では性に関する話題を忌避する傾向があり、またその教諭たちも、自分たちが学校で教わっていないため、関わりたくないとでも考えているのでしょうか。

生殖＝人間の生命にかかわる大切なこと、なのにもかかわらず教育現場で教えないのはいかがなものか。何か所か公立高校などに打診をしましたが、積極的に受け入れたいという姿勢を見ることはありませんでした。

先ほど少し話題に出しましたが、若いうちに卵子を凍結保存しておくことで妊孕性を温存する（＝将来の妊娠に備える）、「卵子凍結（未受精卵子凍結）」という技術があります。

## 卵子凍結にかける思い

『竹内レディースクリニック』は南九州で唯一、未受精卵子凍結の実績のある施設です。未受精卵子凍結には医学的卵子凍結と社会的卵子凍結があります。

医学的卵子凍結は悪性腫瘍などで抗がん剤治療や放射線治療を受けることで卵巣機能低下、月経停止、早発閉経が予測される女性に対して行われます。がん治療の影響を受ける前の卵子を採取し、凍結保存しておき、がん治療終了後の挙児希望に備える

ものです

社会的卵子凍結は私が取り組む啓蒙の中心となるテーマでもあります。

今すぐに子供を希望する高度生殖医療（ＡＲＴ）における受精卵（胚）凍結とは異なり、未受精卵子凍結は「自分自身のため」に行うことです。私が留学していた約30年前でもアメリカではすでに一般的に知られていました。

卵子凍結の一番のメリットは、卵子の質の維持です。凍結保存された卵子は、それ以降老化しません。つまり、卵子を凍結した時点での、若い自分の卵子を確保しておくことができる方法なのです。

今は仕事のキャリアを積むことを優先したい、結婚や出産はまだ考えられないなど、どう考え、どう生きるかは人それぞれです。しかし、漠然とでも将来子供が欲しいと思っていればやはり加齢による卵子の減少、老化は避けられません。キャリアをあきらめる、本意ではないが結婚や出産を考える、子供をあきらめるなど、生殖が絡んだ女性の選択肢はどうしてもネガティブになりがちです。

しかし、仮に30歳で卵子凍結を行ったとすれば、30歳のままの卵子を保存できることになります。仕事が落ち着き、仮に10年たって40歳で妊娠を希望した場合でも、パートナーに精子と30歳の自分の卵子を顕微授精させることで、30歳時点での妊娠率が期待できます。

もちろん、するかしないかは本人の考え方次第です。結婚したいという気持ちが起こらなかったり、子供が欲しいと思わなかったりはあるかもしれません。しかし、少なくとも「このような選択肢がある」ということを知っていなければ、選ぶことすらできません。

生殖にかかわる正しい知識を海外では学校で教えてくれるので知っている若者が多いのに、なぜ同年代の日本の若者は知る機会を奪われているのでしょうか。学校教育の怠慢であると感じます。

SNSなどで情報を発信、受信できるようになった現代、生殖や卵子の老化などに興味や関心のある若者、これから妊活を始めようと思っている人、今まさに不妊治療中の人などは情報にたどり着ける可能性があります。しかし、興味を持つまではその情報があること自体知る由もありません。また、その情報が本当に正しいものなのかを情報を受け取った本人が判断しなければならず、間違った情報、知識を信じて、無駄な治療を行い、大切な時間を浪費してしまうことも考えられます。

以前ある女性アーティストが羊水について非科学的な発言をして物議をかもしたことがありました。本人としては年齢が上がると妊娠しづらくなる、と言いたかったのかもしれませんが、いずれにしても言葉の選び方には問題がありました。しかし影響力のある人が発言したからこそ本質がどうであれ、日本中にニュースが流れ、話題になったという側面があります。啓蒙活動の難しさを実感してきた私としては腑に落ちない部分もありますが、影響力のある人が「プレコンセプション検査を受けよう」「卵巣年齢や卵子について調べよう」「年齢が上がれば赤ちゃんを妊娠しにくくなるよ」など発言すれば、様々な年代に広く拡散される、というのが日本の現状のようです。

妊娠にかかわる正しい見識を若いころから持つことで、将来の健やかな妊娠、出産につながります。だからこそ若い世代、特に思春期に当たる中高生に向けて正しい知識をつけてもらうための話をしていかなければならないと、私は考えます。

いつ、どこで、だれが、何を発言すれば若者の耳に正しい情報、知識を届けることができるのか。これからも私の課題であり、その意思を若い世代にも継いでもらいたいという思いは日々強まっています。

最近多くのインフルエンサーが卵子凍結したことを開示したことにより、その機運が高まっています。さらに、東京都が卵子凍結に対して助成制度を進めるなど、喜ばしい動きも出てきています。Reproductive Autonomy（生殖についての決定）とは、リプロダクティブヘルスにおける、女性の平等という意味を含んでいます。

# 特別章　着床前遺伝子診断と私

# はじめに

着床前遺伝子診断の実用に向けて基礎研究に明け暮れたアメリカ留学から現在までの約30年。その間、私は着床前遺伝子診断とともに歩んできたといっても過言ではありません。そして、それは日本における着床前遺伝子診断の問題と向き合う日々でもありました。

着床前遺伝子診断の導入について日本で議論が始まったのは１９９０年代ですが、残念ながらそこから長い間、日本ではさまざまな問題点が先送りになっていたといえるでしょう。

その理由について、ここでは私見を書いておきたいと思います。一部、日本の学会・医会等について触れる部分もありますが、あくまでも私の考えだということを前置きしておきます。

# 着床前遺伝子診断とは

## 着床前遺伝子診断の歴史

着床前遺伝子診断は、体外受精させた受精卵を子宮に戻す前に胚の一部を取り出し、遺伝情報を調べる技術。目的によって次の3つに分類されます。

「PGT－M」

単一遺伝子の変異を原因とする遺伝的素因がある夫婦に対して、重篤な遺伝性疾患(成人に達する以前に日常生活を著しく損なう状態が出現したり、生存が危ぶまれる状況になる疾患)をもつ児の出生を回避する目的で行う着床前胚遺伝子検査(Preimplantation Genetic Testing for Monogenic disorder)。

「PGT－SR」

染色体構造異常(染色体転座や逆位などの構造の変化)を原因として繰り返し流産

するカップルに対して、部分的な数の変化（不均衡型）のない胚を移植し、流産回避と妊娠継続率の向上を目的とする着床前胚染色体構造異常検査（Preimplantation Genetic Testing for Structural Rearrangement）。

「PGT－A」

体外受精・胚移植を行う際に移植胚の全染色体を検査し、数の変化のない胚を移植することでART不成功や流産を回避し、妊娠継続率の向上を目的とする着床前胚染色体異数性検査（Preimplantation Genetic Testing for Aneuploidy）。現在の特別臨床研究では、直近の2回の胚移植が妊娠しなかった場合や、過去2回以上の流産歴が対象となる。

## 出生前診断と先天性疾患について

着床前遺伝子診断を語る前に、昔から日本で一般的に行われていた出生前診断について説明をしておきます。出生前診断には確定的検査と非確定的検査の2種類があり、妊娠後に行われる胎児の検査です。

確定的検査には、妊娠10週前後に胎盤の一部の絨毛細胞を採取する絨毛検査と、胎児由来の細胞が存在する妊娠16週前後の羊水を採取する羊水検査があります。いずれも妊婦の腹部に針を刺して採取するため、破水や早産、子宮内感染などの合併症が生じる可能性があります。また、診断できるのは染色体疾患のみと限られているため、他の疾患をもった子どもが誕生する可能性もあります。

非確定的検査は超音波（エコー）や採血のみで検査できるため、母体への負担が少なく、流産や死産のリスクは回避されます。母体血清マーカー検査やコンバインド検査（超音波と採血を組み合わせた検査）は検査精度の低さが課題となっていましたが、近年は胎児由来のDNA断片を解析する新型出生前診断（NIPT）が主流。次の3つの先天性疾患を調べます。

### 「21トリソミー（ダウン症候群）」

22対44本の常染色体のうち、21番目の染色体が3本ある染色体数的異常で発症。顔立ちが特徴的であり、筋力や言葉など発達の遅れ、心疾患などの症状がある。以前は平均寿命が短い先天性疾患とされていたが、医療の発達により平均寿命は約60歳までのびている。

「標準型」父母由来の染色体が、配偶子を形成する際に突然変異で不均衡に分離することで通常2本の染色体が3本になる型。構造異常全体の90〜95%が標準型であり、大半が両親の染色体は正常である場合が多い。

「転座型」全体の約5%で父母いずれかの21番染色体の1本が他の染色体に付くため、本来2本のペアである染色体が一部3本になる状態。両親のどちらかが転座型の染色体を保有している。

「モザイク型」正常な染色体をもつ細胞と21トリソミーの細胞の両方が混ざっている状態。非常に珍しいケースであり、両親の染色体は正常であることがほとんどである。

## 「18トリソミー（エドワーズ症候群）」

22対44本の常染色体のうち、18番目の染色体が3本ある染色体数的異常で女児に多く発症する。知的障害、身体的特徴（出生時低身長、小頭症など）、呼吸器合併症などの症状がある。死産または生後1年まで生存する確率は10%未満とされている。

## 「13トリソミー（パトー症候群）」

22対44本の常染色体のうち、13番目の染色体が3本ある染色体数的異常で発症。身体的特徴（口唇口蓋裂、眼球が小さい、指が屈曲しているなど）や心疾患、呼吸器合併症、甲状腺疾患などの症状がある。死産または生後1年まで生存する確率は10％未満とされている。

非確定的検査というのは、染色体疾患が疑われる陽性結果を示しても確定診断ではないため、確定させるには羊水検査や絨毛検査などを受ける必要があります。

定期的に胎児の発育状況を調べる妊娠中の超音波検査も、広義で出生前診断に分類されます。

染色体：親から子へ受け継がれるＤＮＡ（遺伝情報）が折りたたまれた状態のもので、44本22対の常染色体（長いものから順番に1～22の番号が割り振られている）と、２本１対の性染色体（性別に関わるX染色体とY染色体があり、ＸＸは女性、ＸＹは男性となる）がある。染色体異常とは、父母から1本ずつもらうべき染色体を2本受け継いだり、遺伝情報が突然変異するなどが原因。数が増減する数的異常と、形状が変わる構造異常がある。

ＤＮＡ：遺伝子情報をのせた物質・デオキシリボ核酸の略称で、アデニン（A）、グアニン（G）、シトシン（C）、チミン（T）の4種類の塩基がある。

遺伝子：生物がもつ機能や活動をコントロールするタンパク質生成にかかわる情報をもつＤＮＡのことを指す。

# 日本の着床前遺伝子診断は、誤解から始まった

## 着床前遺伝子診断の問題点

胎児の発育状況から先天性疾患の有無を調べる出生前診断とは異なり、着床前遺伝子診断（受精卵診断）は体外で受精させた胚を子宮に着床させる前に染色体や遺伝子の検査を行い、より発育可能な受精卵を調べて移植するための技術。特に、染色体の一部が入れ替わっている「均衡型相互転座」と呼ばれる染色体異常の精子や卵子が受精すると、染色体の一部が欠けた受精卵となり、正常な発育が望めないため習慣流産を引き起こすことになります。そのタイプではない場合でも、着床した胎児に突然、染色体異常が生じて流産することも珍しくはありません。

私は米国留学した１９８９（平成元）年よりジョーンズ研究所でこの技術の開発や臨床応用に携わり、帰国後、２００８（平成20）年3月に初めての着床前遺伝子診断ＰＧＴ－ＳＲの臨床応用について認可を受けました。

染色体異常をもつ受精卵は、たとえ着床しても流産や死産することがほとんどで

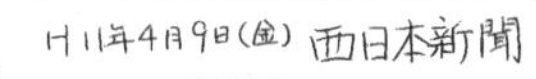


# 受精卵遺伝子診断

## 流産回避へ臨床応用

## 月内にも学会に申請

### 鹿児島の民間病院

鹿児島県姶良町の竹内レディースクリニック(竹内一浩院長)は八日、流産を繰り返す習慣性流産を防ぐ方法の一つとして、体外受精卵の段階で疾患の有無を調べる「受精卵遺伝子診断」を取り入れることを決め、今月中にも日本産科婦人科学会に臨床応用の実施を申請することを明らかにした。竹内院長は「障害者を選別する目的で使うのではなく、あくまでも出産できない夫婦の治療の一環。倫理的には問題ない」と話している。

**今回の受精卵遺伝子診断の手順**

体外受精
8分裂
細胞を2個取り出す
染色体検査
均衡型
正常
さまざまな不均衡型の例
染色体
(交換)
(増減)
母体へ
凍結保存

竹内一浩院長

同診断をめぐっては、鹿児島大医学部産婦人科が今年一月、同大の倫理委員会からデュシャンヌ型筋ジストロフィー患者を対象にした臨床応用の承認を受けた。こちらも今月中にも申請の方向で準備している。

同病院が診断の対象としているのは、二十三対ある染色体の一部が入れ替わることで起きる染色体異常の一種の不均衡型相互転座。夫婦の一方が保因者となって、受精卵の一部に染色体異常が発生、妊娠しても流産や死産を繰り返すケースがあるという。

診断を希望しているのは三十歳代の夫婦。妻はこれまで五回妊娠したが、出産にいたったのは一回だけで四回流産。染色体を調べた結果、夫婦の一人が保因者だった。

竹内院長が予定する診断法は、受精卵が四—八個に分裂した段階で、細胞の一、二個を取り出して検査。不均衡型の場合は凍結保存、それ以外の受精卵を子宮に戻す。精度は約九〇%で、妊娠後に羊水検査なども行う。

同病院では一月、院内外の専門家十人で組織する倫理委員会を開き同診断実施の承認を受けた。

**対象疾患拡大に不安**

障害者や女性らでつくる「優生思想を問うネットワーク」(事務局・大阪市)の矢野恵子代表の話 障害児の誕生を排除する受精卵遺伝子診断について、その是非が社会的に論議されていないのに、対象疾患の適用範囲を拡大させるのは疑問だ。生命の選別が進むことに不安を感じている。論議を尽くすべきだ。

**不均衡型相互転座** 染色体の一部の端がちぎれ、その断片が別の染色体に結合する相互転座という染色体変化がない均衡型相互転座を持った親からの受精卵に起きやすく、習慣性流産の原因の一つと考えられている。

精が必要な夫婦である上、受精卵は百パーセント流産するケースで、筋ジストロフィーなどよりも倫理的に問題は少ないだろう。これまで受精卵診断で批判されていたのは①不妊症でない女性に体外受精をする②障害者差別につながる生命の選別—の二点。しかし、生まれてくる子の障害を調べるわけでもなく、母体を守るという意味もある。

「西日本新聞」1面に掲載された記事

す。逆をいえば、着床前遺伝子診断によって移植前に染色体異常のない受精卵を選別することができれば、流産を回避し、安全に健康な子どもが出産できる可能性は高いということです。

しかし、日本では、着床前遺伝子診断を認める、認めないという議論を、当事者（不妊治療中の人や障害をもつ子どもの親、障害をもつ本人）ではなく、学会主導で進めてきました。その議論は、着床前遺伝子診断について世間に誤解されたまま始まりました。

誤解というのは、着床前遺伝子診断が優生思想や差別につながる、ということ。昔から日本に根付く「弱者の味方」の「弱者」とは、概ね「障害者」を指していました。そのため、着床前遺伝子診断は障害者を排除することだ、という思想になり、新聞やマスコミなどの発信の仕方も、そういう方向に導いていたように思えます。

そもそもの考え自体がおかしいと思っていましたが、残念ながら日本ではいつまでもこのような論争を繰り返し、学会は批判を恐れて積極的になれなかったため、着床前遺伝子診断の導入が遅々として進まなかったといえるでしょう。

## 弱者の定義とは何か

ある学会に参加した時、某有名教授から「きみは、この世から障害者がいなくなればいいと思っているのか？」といわれた言葉は今でも強烈に記憶に残っています。地元の某施設にある筋ジストロフィー病棟に出向いた時は、そこの医師から「きみは筋ジストロフィーの患者を診たことはあるのか」といわれました。もちろん、「ある」と答えましたが、「なぜ、きみは筋ジストロフィーの患者がこの世からいなくなればいいと思うのかね？」というのです。そうではない、と説明しても理解を得ることはできませんでした。

１９９６（平成８）年、鹿児島市で着床前遺伝子診断の公開講座を開いた時には相当な批判を浴びました。

会場には、ある障害者団体が集結しました。車椅子にのった人やストレッチャーにのった人、知的障害のある人、介助の人たちが大声で「着床前遺伝子診断、反対」「優生思想をやめろ」と主張し、中には物を投げてくる人もいました。そして、「私たちは不幸じゃない」「私たちを排除する気か」ともいわれました。

のちに、その団体が発行していた会員向けの記事を見る機会がありましたが、そこには「竹内は悪の中枢だ」と、はっきりと書かれていました。

障害者団体は、学会で行われた着床前遺伝子診断の審議の際にも同様の行為を繰り返しました。

当時、私を取材してくれていた記者からは「そもそも、学会で着床前遺伝子診断の審議をしている場所に、△△の会と名乗る障害者団体の人たちが物を投げたり暴力的に騒ぐこと自体がおかしいじゃないですか。なぜ、学会は毅然とした対応ができないのか」といわれました。「弱いものをいじめるな」と主張する障害者団体と、その反対意見を過剰に気にしすぎる学会。毅然とした態度どころか、これでは公平な議論はできません。世界を見ても、このような国は珍しいと思います。

私のところへ取材に来るたびに、「先生が行っていることは、倫理的に許されるのですか？」という記者もいました。あまりにもしつこく、頭にきたので「あなたにとって倫理って何ですか？」と、本人の考えを聞かせてもらおうと質問しましたが、結局、その記者は何も答えませんでした。

『竹内レディースクリニック』の院内倫理委員会を作って、着床前遺伝子診断の議論

## 患者さんから届いた切実な思い

### 私のもとには「赤ちゃんがほしい」という切実な訴えの手紙が日々届けられています

先生!! どうしてなのですか?

なぜ私達は"倫理"という壁にぶつかってはねかえされなくてはならないのですか? 私達の事を"倫理的に問題あり"と決めつける権限をどこのだれが持っているのですか?

その人達はきっと自分達の事を正義の旗をひるがえす誇り高き者と評価し疑わないのでしょうね。

欲しくない命を自分達の失敗として断つ中絶は許されて私達は倫理に反するのですか? 羊水検査は公然と行われていて受精卵の検査は倫理に反するのですか?

どこのだれか知らないけれどその権力者は私達の声に耳を傾けようという気持ちがあるのですか? 最もその問題を身近なものとしている私達とは無関係に…全く自分の事としてとらえずにただ学術的に論じていて問題意識としてはせっぱつまっていない人があーだ、こーだと決めていくのですか? 彼らの倫理って何なのですか?

私には不可解です。彼らに伝える術（すべ）があるなら私は一患者として正々堂々と私の意見を真正面から訴えられると思います。それ程4年間逃げず、目もそらさずしっかり見つめて悩み、考え続けてきました。

さあ今度こそ!と歩み出そうとしていたのに…（悔しい これは反倫理と決めつけている人達すべてに聞きたい）

それだけに イエ それだからこそ負けずにとり組んでいきたいのでよろしくお願いします。

H9. 6. 24

---

『やっと希望がもてる』

私は今再びこの手に抱けるかも知れない赤ちゃんにあえる日を心待ちにしています。


体外受精…それがまして受精卵診断まで受けるとなると即優生思想や自然ではない生殖技術として批判を受けてしまうのは残念であり憤りすら覚えます。

くり返す流産のたび、身体的にも精神的にも深く傷つき悩み苦しみ、動揺してきた7年もの長い月日
その過程を全く理解しようとせず「正義」や「倫理」の名のもとに専門家やマスコミに一方的に論じられることは当事者不在の意見であり納得がいきません

体外受精がはじめて報道された時、新聞に"試験管ベビー"という文字がおどり、それがとんでもない方向へ向かう危惧を秘めた生殖技術であることをセンセーショナルにとりあげられたのに今では、もはや体外受精は不妊に悩む夫婦にとって"希望の光"となり一般化しています。どうぞ、この事を忘れないでほしいと思います。

私達夫婦は『子供がほしい』と、ごくあたり前の希望を抱いているだけで決して男がいいとか女がいいとか言っているわけでも優生思想に基づいて受精卵診断という生殖技術に荷担しようとしているわけでもありません。

高齢出産はリスクが大きくなることも、妊娠を継続していける可能性のある受精卵が細胞分裂の過程で"障害"を持って生まれてくるかも知れない事も含めて子供を望んでいることを声を大にして伝えたいのです。

私達夫婦に出逢いから2年間、共に考え、私達の気持ちを受容して下さりながら、何度もわかりやすく説明をされ、あらゆる誤解、批判、中傷すら受けるかも知れない事を承知の上で
「この技術で不幸になる人はだれもいない」と精一杯、誠意をもって努力して下さっている大谷徹郎先生に対し心から感謝いたします

平成11年4月8日

をした際のエピソードも記録しておきます。

倫理委員会というのは、お互いに利害関係がなく、フェアなものである必要があります。そこで、メンバーは産婦人科以外の職業や立場の人たちで構成しました。着床前遺伝子診断についての審議にかけた時、認めるのか認めないのかという話はいつまでも平行線をたどりました。

認めないという主張をしたのは小児科の医師でした。自身が患者として染色体異常による先天性疾患をもつ子どもを診ている立場として、認めるわけにはいかないというのが理由でした。

私は、「先生の立場はそうかもしれません。しかし、私の立場は、今ここにいる、流産を繰り返している患者さんに妊娠させてあげることです。そこを理解していただきたい」と伝えました。

何度も流産している人に、この先も流産を繰り返させてよいのか、といえばそれは絶対的にNOです。しかし、小児科医の立場では認めるわけにはいかない。こうなると、話はまったく先に進まず、いつまで経っても着床前遺伝子診断は実現できません。最終的にその小児科の医師は委員会から去ることになったのですが、このような内容の議論はアメリカでは考えられないものでした。

2008(平成20)年3月に習慣流産に対する着床前遺伝子診断PGT-SR実施の承認を得た際は、地元でも大きく報道されました。そのどれもが、とても肯定的な捉えられ方で前向きな記事ばかりでした。なぜなら、流産回避が目的で、命の選別はしていないから。その子自身を否定しないから。とても一方的な解釈にも思えますが、マスコミや世間一般からコンセンサスを得るというのは、そういうことなのかもしれません。

## 当事者の声に耳を傾けない日本

優生思想や差別助長とは何か。着床前遺伝子診断というのは、障害のある人たちが不幸だから行うものではありません。生まれながら遺伝による疾患がある人や、何かしら流産につながる要因をもっている人が、「健康な赤ちゃんを産みたい」と思い、一人目の子どもが染色体異常による障害をもって生まれたのであれば「次は障害のない子どもがほしい」と思うこともあるでしょう。

私は実際に障害者施設に出向き、筋ジストロフィーの子どもをもつご両親に、「着床前遺伝子診断は、優生思想や差別につながるのでしょうか」と聞くと、「自分たちはそう思わない」といいました。そして、「できるなら、次は健康な子がいい」ともいいました。これも、当事者の声なのです。

一体誰が、着床前遺伝子診断を「障害者差別だ」「障害者の存在を否定する行為だ」といい出したのか。

2021（令和3）年秋、日本産科婦人科学会（日産婦）倫理委員会主催の「PGT－A・SR臨床研究に関する公開シンポジウム」が2回にわたりオンライン配信で行われました。

開催後の各種報道にはまだ「障害者排除を懸念する」というような文言もありましたが、SNS上では障害をもつ人やその家族など当事者が「私たちの気持ちとしては、今の状況を改善してほしいと思っている」という声が多く投稿され、患者さんレベルでは前向きに捉えるという流れになってきているのだと感じました。

しかし、それにしても時間がかかるな、むしろ後退しているのではないか、というのが私の正直な思いです。

日本の技術の進歩は著しいものがありますが、ではなぜ着床前遺伝子診断が諸外国と比べて後れをとっているのでしょうか。

　それは、ダイバーシティ（多様性）を理解するという意識が日本人に少々欠けているからではないかと私は推測しています。「私は」、「あなたは」こう思う。誰一人、同じではないのですから、日本全体のコンセンサスを得ようとすること自体が無理なのです。

　不妊治療の保険適用で、着床前遺伝子診断が先進医療にならなかったのは、厚労省曰く「影響が大きすぎる」からだそうです。それだけ「効果がある」ということが、この言葉からもわかるのですが、いまだに優生思想や受精卵の選別と声高に叫び、反対する人が少なからずいます。

「もう一度、日産婦だけでなく、立場の違う人や他団体に話を振って、審議をし直しましょう」と、事実上また振り出しに。本当に受けたい人たちは、反対意見の人が納得するまで待たなければならないのです。

　全員に着床前遺伝子診断を受けろといっているわけではなく、受けたくない人の希望を尊重するのであれば、受けたい人の希望も尊重すべきです。弱者が障害者だというのなら、何年も何度も流産を繰り返し、そのたびに傷ついてきた人たちは弱者ではない、といえるのでしょうか。

ダイバーシティを認めない限り、日本でこの議論は無理だなと悟る一方、だからこそ、この議論を前進させるために力を注ぎ続けることが私の使命だと、一層強く感じています。

## 「人間らしく生きる」ことを決めるのは誰か

治療にとって、もっとも大事なのは患者さんの意思です。患者さん一人ひとり考え方は違いますが、自分なら何を希望するのかを医療従事者は常に考えなければならないと思います。

自分なら、どうするのか。想像すれば自ずと方向性は見えるはずですが、日本では健康な人の意見を聞き、当事者ではない学会が議論します。

そして、その人たちが着床前遺伝子診断の実施について「重篤でなければ認められない」と結論付けます。重篤かどうかの判断は何が基準になるのでしょうか。

将来、必ず失明することがわかっている先天性疾患は、その患者さんにとっては明らかに重篤です。しかし、命にはかかわらないので着床前遺伝子診断の適用にはなりません。

人工呼吸器が外せず、一生を寝たきりで過ごさなければならない病気も、本人はもちろんその家族にとっても一生の問題になります。しかし、致死性は低く、呼吸器を付けるなどの「治療法」があるから適用にならないというのです。

重篤と重篤ではないという線引きを、医者が決めていいはずはありません。この病気はOKだけど、この病気は着床前遺伝子診断の適用ではないなど、学会に決める権利もないはずです。日常生活を奪われる可能性はあるけど命は奪われないから、ではなく、自分が望む生活を営めるのかどうか。常にその部分が抜けていますが、当事者がどう思うのかであり、決めるのは当事者・個人であるべきなのです。

そのようなことを学会に提言するために、私を含む有志のグループで「着床前遺伝子診断を考える会」を結成して「中絶とどちらがいいのか」「患者個人の意思を尊重するべきだ」「当事者である親が検査を望んでいる」などと、ことあるごとに学会に提言してきましたが、議題にのることは皆無だったといっていいでしょう。

日本の学会の仕組みとして、現場の人間ではない先生方がディスカッションしていることの表れなのかもしれません。学会上層部にいる先生方というのは、地位も権威もあります。長年、日本の医学会に多大な貢献をしてきたというプライドもあるでしょう。

日本は世界一体外受精が多く、世界一出生率が悪いことが世界的に問題になっていることについて、どう思うのかを某有名大学の某有名教授に投げかけたことがあります。しかし、まったく興味がないのか、自身に考えがないのか、完全に無視をされました。

その先生も年を召されたのでしょうが、時代の移り変わりは早いものです。どんなに権威のある先生であっても、知識や技術、思考をアップデートしてもらわなければ、日本の着床前遺伝子診断の状況が変わることはないなと、その当時思ったことを今も記憶しています。

## 海外から見た、日本の不思議

「日本では、人工妊娠中絶は許されているのに、なぜ、着床前遺伝子診断が許されないのか。おかしくはないか?」と、アメリカ留学時代の友人にいわれたことがあります。

一般的に日本で行われる出生前診断では、お腹の子に染色体異常による先天性疾患などがわかった時、中絶という方法を選択する人が多いという事実がありました。それは、人工的に「排除する」ということにならないのか、というのが彼の疑問でした。

「選別」「障害者の排除」という言葉の印象が、日本で着床前遺伝子診断を受け入れられない大きな理由の一つではありますが、妊娠（着床）する前に健康に育つ確率が高い受精卵を選ぶことで、流産はもちろん、中絶を考えなければならない状況を回避できるのが着床前遺伝子診断です。胎児になってからの検査よりも患者さんの精神的苦痛を減らせる技術であり、海外から見れば、日本の良い悪いの基準がわからないというのは当然でしょう。

１９９０年代初期の頃すでに、海外では着床前遺伝子診断による妊娠・出産の成功例は次々と発表されていました。私なりに推測すると、日本との大きな違いは、始まりが「当事者の希望」なのか、「医者の提案」なのか、ということではないでしょうか。

アメリカ初の着床前遺伝子診断の対象は、常染色体劣勢遺伝による先天性疾患テイ・サックス病でした。主な症状は失明やけいれん、精神発達の遅れなど。一般的に4〜5歳までに亡くなることが多く、現在までに有効な治療法は確立されていません。私がアメリカに留学していた頃、テイ・サックス病の子をもつ親がメディアを通じて実情を訴え、「次は障害のない健康な子を産みたいから、どうにかしてほしい」と話す姿が頻繁に報道されていました。海外ではいたってシンプルです。当事者の声を受けて、患者やその家族を救うという考えのもと、ベストな方法を選択した結果が着床前遺伝子診断の導入でした。

一方の日本は当事者不在。世間を「優生思想」へと意図的に向かわせていた節もありました。「新しい技術を試したいという医者の自己満足だ」「命の選別は悪だ」というのも、日本の着床前遺伝子診断に対する世間の印象でした。

学会が着床前遺伝子診断にゴーサインを出さなかったのも、一部の反対意見や批判を恐れたから、というのは明らかです。困っている人を救える技術を、なぜその人のために使えないのか。反対されなければならないのか。もやもやとした感情が私の中で蓄積していくばかりでした。

## 日本の医学会は、約30年前と何ら変わらなかった

着床前遺伝子診断を学会申請した当時、アメリカ留学から帰国した私は鹿児島大学医学部産婦人科に講師として籍を置いていました。そして、同大倫理委員会で着床前遺伝子診断の基礎研究の承認を受け、体外受精時に残った受精卵を用いた実験を開始しました。

実験内容は、受精卵が4ないし8分割に分裂した段階で細胞の一部を取り出し、PCR法で遺伝子のコピーを増産、性別XX、XYを100%識別できることが証明でき、細胞の一部を取り除いた受精卵培養も発育良好でした。

診断の正確性、安全性などをクリアし、1999（平成11）年、日本で最初の着床前遺伝子診断（PGT－M）の学会申請を同大名義で行いました。申請の対象はデュシャンヌ型筋ジストロフィー症の患者さん。日本初となる予定の申請だったのですが、結果は却下となりました。

患者さんは希望をもって結果を待っていましたが、却下を伝えた時の反応というのはショックを受けているというわけではなく、状況がよくわからないという心境だっ

たように思えます。着床前遺伝子診断ができないというのがどういうことなのか、という理解が世間も時代的に追いついていなかったからでしょう。

海外での認知度はとても高く、私もアメリカでは当然のように着床前遺伝子診断の研究をしていましたが、どんな疾患が対象となるのか、それをどういう技術で診断するのか、日本ではまったく周知されていませんでした。当時の産婦人科医でも、理解できている医者は数えるほどだったと思います。着床前遺伝子診断そのものが初耳であり、そもそも理解や判断できる人がいなかった、というのが現状でした。

そこで、私はアメリカで得た知識と技術を日産婦の学会で発表するつもりでいましたが、学会と鹿大の担当教授から発表の取り下げを示唆されました。久しぶりに実感した、日本医学会のヒエラルキーがそこにありました。

日本初となる発表をするのは、九州の鹿大ではなく、日本の医大の権威でなくてはならない。「今、日本では着床前遺伝子診断の問題は世間的にまずいから……」という上からの声があったかどうかはわかりません。真相は定かではありませんが、取り下げの理由には、そんなニュアンスもあったのかもしれません。

もちろん、私には取り下げる気などありません。教授との話は平行線をたどり、ア

## Extrusion法を応用した新たな胚生検法

拡張胚盤胞の透明帯にレーザーを用いて穴( 10-20μm )を開け、TEの細胞を吸引しながら透明帯の外側へ引き出し、通常のレーザー法と同様に細胞同士の境目をレーザー照射してBiocutする。

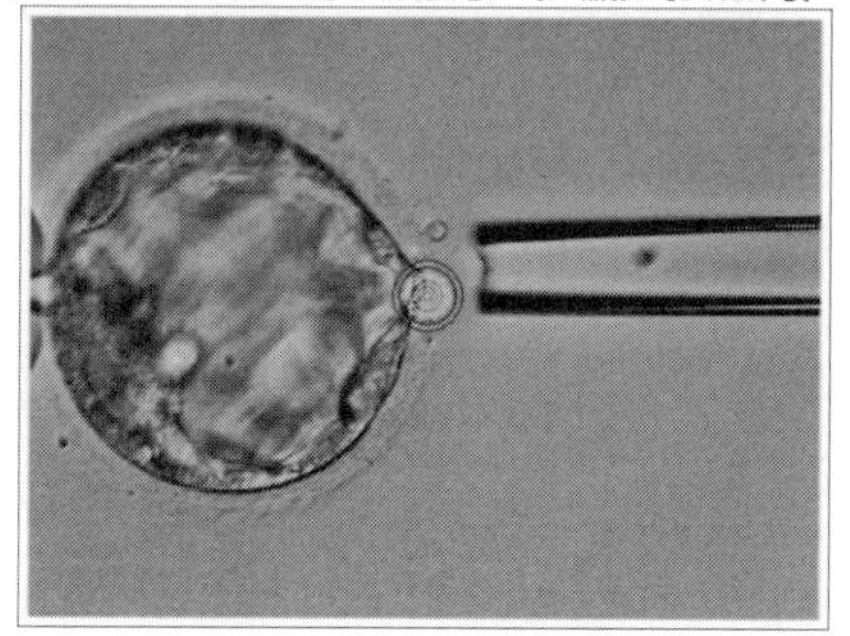

K.Takeuchi, Reprod Med Biol. 2020 Oct 13;20(1):27-40.より

カデミックな場所である学会でも発表すらできず、情けないやら頭にくるやら。アメリカのボスなら「失敗しても自分が責任を取るから、発表してこい！」と当然のように送り出してくれていたでしょう。「第85回日本産科婦人科学会総会」での「米国におけるembryo biopsyの現状」口頭発表にようやくこぎつけたのは、半年ほど時間が経った1991（平成3）年のことでした。

実際、発表時には多くの聴講者が集まりました。やはり、知りたいというか興味は皆あったというわけです。胚の取り出し方や増幅方法（PCR法）など多くの質問が寄せられましたし、技術を習いたいという連絡が入るなど、世間での印象や学会権威の評価とは反対に、現場の医療従事者にはとても前向きに捉えられました。

## 次々と起こる、おかしな事態

着床前遺伝子診断を学会申請する準備が整い、いよいよ、というタイミングではありましたが、まだ申請の前段階だった時のことです。「申請途中だから、まだ報道しないでください」と念を押し、まだ世に出さないという約束で取材を受けたのですが、報道が先走って全国にニュースが流れました。

もちろん、流産や遺伝病の疑いで悩んでいる夫婦にとって着床前遺伝子診断という技術は福音です。全国から問い合わせがあり、実際に東北から鹿児島の私の病院まで来院された夫婦もいました。不妊や流産で苦しむ患者さんを日常的に診ている現場の医師からも「ぜひ、やってください」という声が届きました。

約束を守らなかったのは某大手放送局。すっぱ抜いたつもりなのでしょうが、日本ではまだ着床前遺伝子診断ができなかったわけですから、結果として患者さんを混乱させてしまうことになりました。

均衡型相互転座が原因の習慣流産で苦しんでいた患者さんのエピソードは、今でも思い出すと怒りが込み上げてきます。男性側が均衡型相互転座の保因者だった場合、その遺伝子を受け継いだ精子が受精すると流産することになるのですが、受精卵の段階で調べれば流産を回避することができます。しかし、私のもとへ相談に来た時はまだ申請前でした。

「必ず早い段階で着床前遺伝子診断ができるようになります。私も努力しますから、待っていてください」と伝えましたが、その後、しばらく音沙汰はありませんでした。

「精子提供を受けました」と連絡を受けたのは1年後。私は意味を理解するのに少し時間がかかりました。

第三者の精子を用いる非配偶者間精子提供（ＡＩＤ）は、無精子症などによって自身では子を望めない絶対的男性不妊の場合のみに適用されます。ということは、そのご主人が無精子症である必要があったのですが、もちろん、そんなわけはありません。

ご主人の精子は流産を引き起こす可能性があるから、子どもを望むなら第三者の男性から提供された精子で人工授精をするしかない。そのために、某有名大学病院にて、両側の精管を切断して精巣から精子が送り出されないように精管結紮術（パイプカット）という不妊（避妊）手術を受けた、というのです。

私は唖然としました。

「先生はいろいろと努力してくださったと思います。でも、夫以外の精子で子を授かりました。申し訳ありません」と、手紙には書かれていました。

学会はまだ着床前遺伝子診断を認めない。しかし、男性側の均衡型相互転座が流産の原因となっているから、ＡＩＤができる状況を作った、ということでした。

子どもができさえすれば、何をしてもよいのか。そんな治療法があるでしょうか。

着床前遺伝子診断という技術そのもの、そして習慣流産が着床前遺伝子診断に応用できるということも世間はまったく理解できていなかった時代というのはあったでしょう。その夫婦も、私から聞く説明はまだ夢の話。自分たちはこの先も流産を繰り返して子をもつことができない、という思いだったのでしょう。そしてご主人も「自分が原因なのだから、パイプカットをしよう」という話になったのだと思います。

でも、一般の患者さんがそのような方法を自分で導き出すわけはなく、医師側の提案以外にはありえません。着床前遺伝子診断の議論は先送りにしながら、患者の幸せというもっともらしい言葉で正当化し、技術を間違った方向に使われたことに、憤りしかありませんでした。

## 海外での学会発表に意欲を燃やす

着床前遺伝子診断にのめり込んでいたアメリカ留学から帰国して、現在までの30年以上にわたり、私は今なお基礎研究を継続し、ほぼ毎年、学会で発表しています。

私の主軸は海外で行われる国際学会。特に、アメリカ生殖医学会ＡＳＲＭ（アシュラム）と、ヨーロッパ生殖医学会ＥＳＨＲＥ（エシュレ）での発表を積極的に行っています。

帰国当初は病院の立て直しと一人体制の診療に追われ、確かに忙しい日々ではありましたが、懇意にしている先生に代わりの医師を1週間ほど派遣していただくなど、国際学会に参加できるように工夫していました。現在は医師5人体制なので、安心して留守を任せることができています。

私が海外の学会に参加する理由は、高いレベルの人材が集まる場でより高度かつ新しい知見を得るためです。そして、日本以上に審査の厳しい学会で研究の成果を発表するためです。２０２２（令和４）年はＡＳＲＭとＥＳＨＲＥに出した着床前遺伝子

## 国内外での学会発表ならびに講演も積極的に行っています

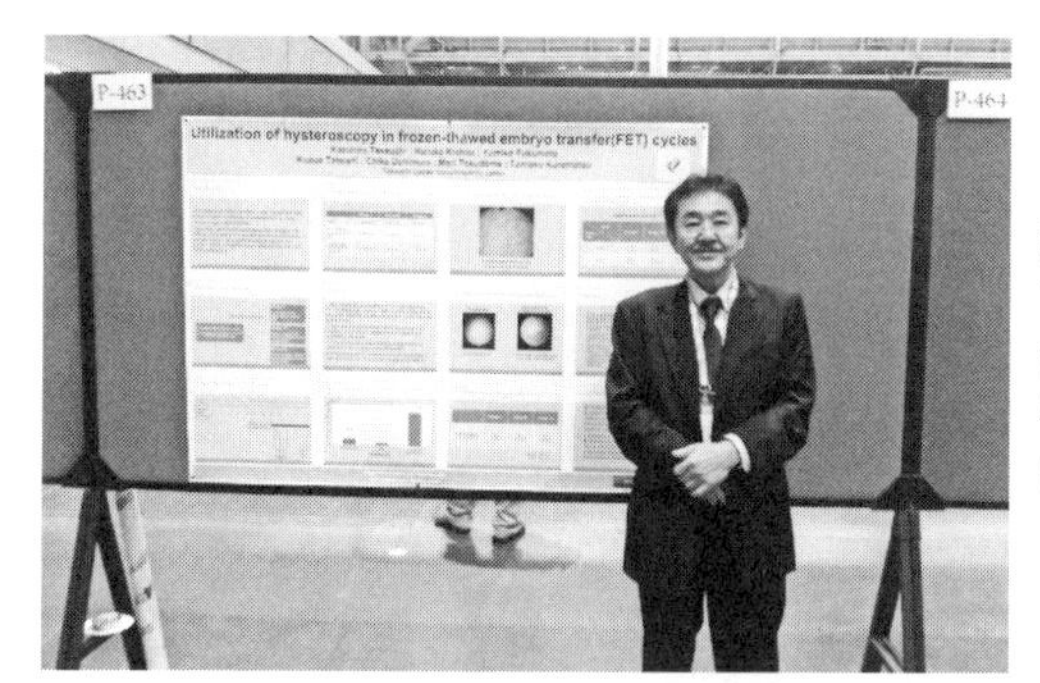


第69回ボストン・アメリカ生殖医学会（ＡＳＲＭ）／世界不妊学会（IFFS）にて（2013）

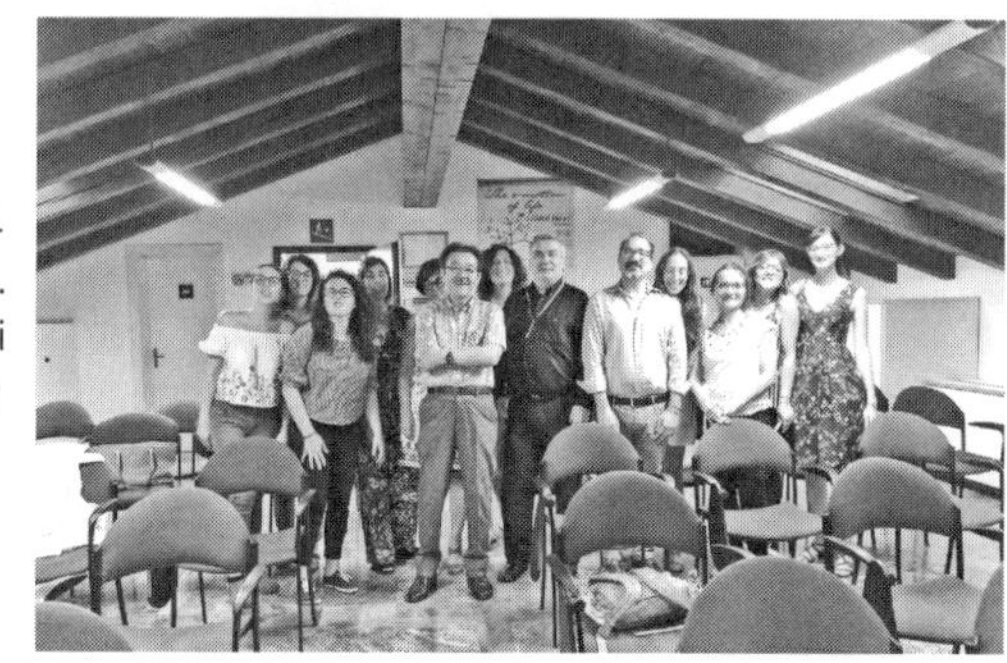

イタリア・ボローニャにあるS.I.S.Me.R.研究所（Gianaroli教授）にて講演を行った

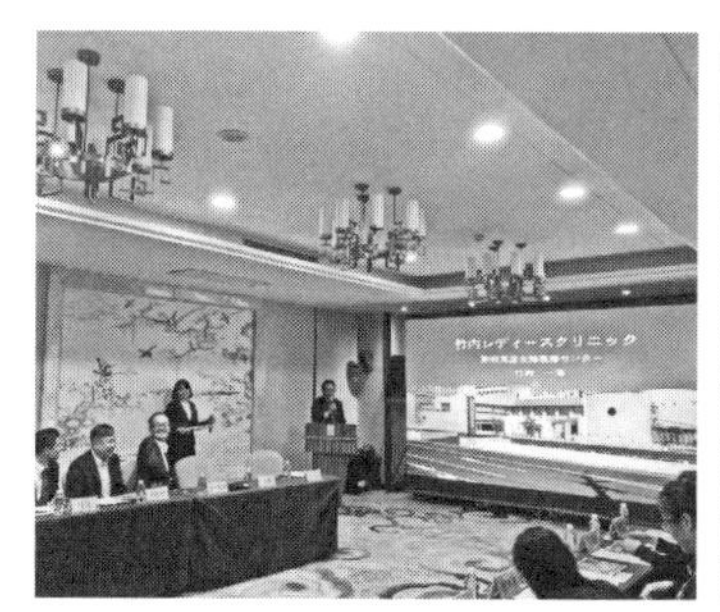


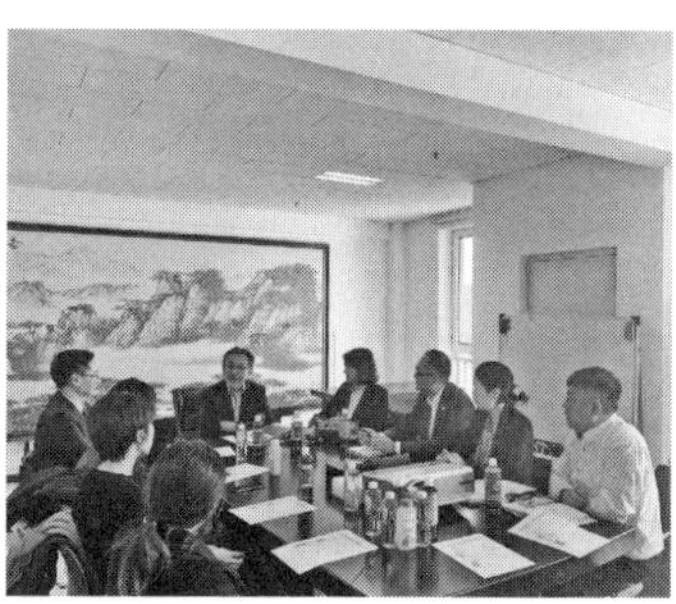

中国・天津市　天津医科大学より招聘され講演（2019）

診断の基礎に関する演題がどちらも通り、コロナ禍以降久しぶりに海を渡って両学会で発表しました。

同年11月は第67回日本生殖医学会シンポジストに選ばれて着床前遺伝子診断に関する発表をし、パネリストとしてディスカッションもするなど、日本の学会でも発表しますし、招聘されて講演をすることもあります。日本でも関心の高い人はいて、話を聞きたいという要望もあります。しかし、着床前遺伝子診断に関して、日本では倫理問題なども絡んでなかなか埒が明かず、満足のいくディスカッションがしづらい側面のほうが大きいように思います。

着床前遺伝子診断の精度をあげるためにはどうすればいいのか、より成功率を上げる方法はないかなど、さまざまな角度から研究し、実証できたものを自由に発表できる場が、海外。忖度やヒエラルキーではなく、高レベルの生殖医療を純粋に学べるのも海外。海外に出ていくのは、私にとって自然な流れであり、ある程度海外で業績を作って日本に逆輸入した、という思いもあります。

# 国内外で学会活動

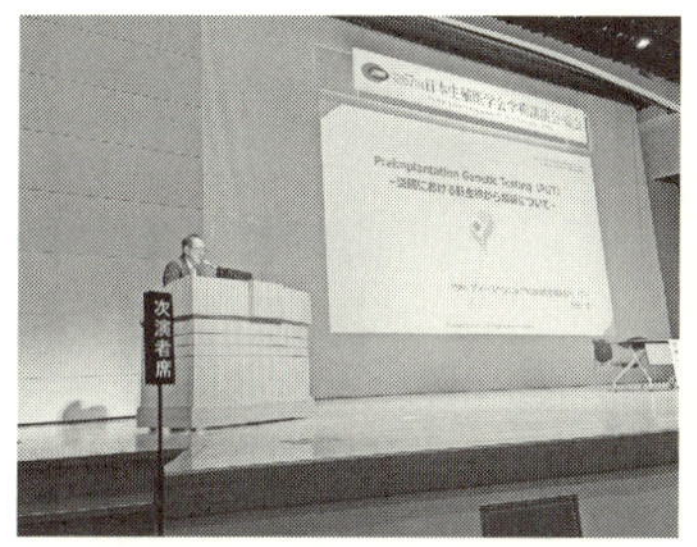


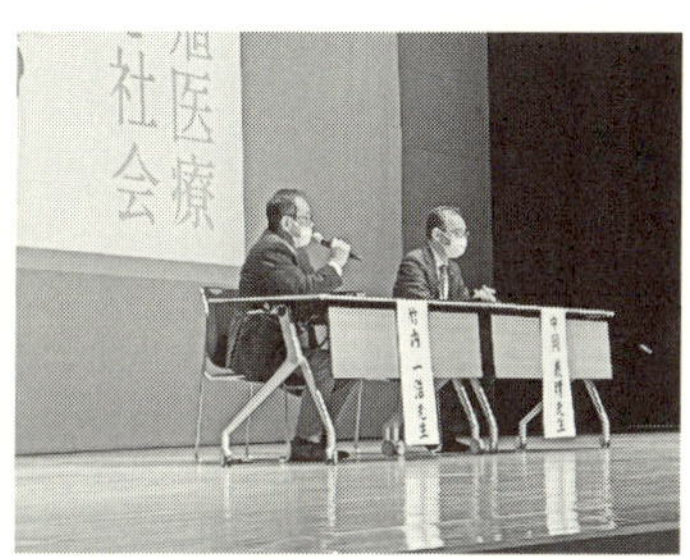

第67回　日本生殖医学会　学術講演会・総会
シンポジウムでの発表（2022）

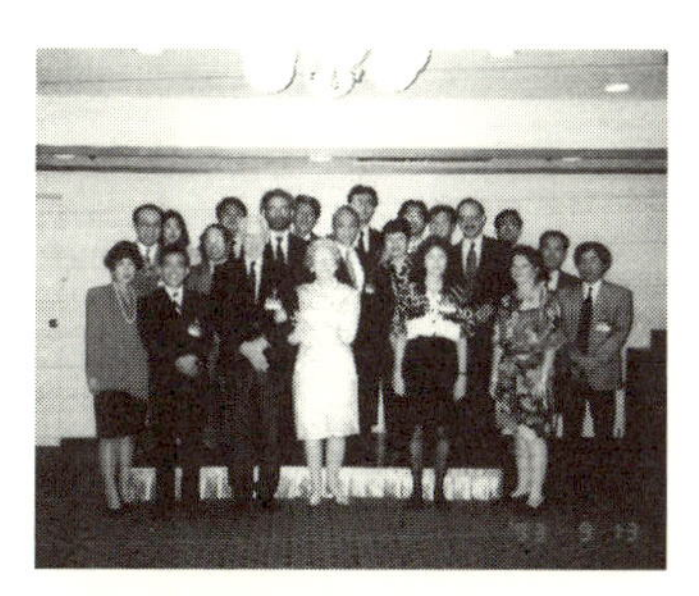

世界体外受精学会
（京都・1993）

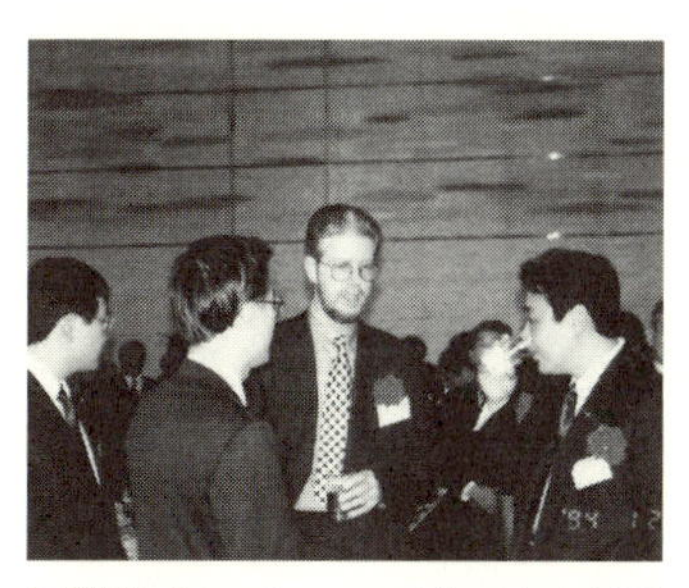

国際学会にて　ハンディサイド氏と。Chairmanとして活躍（1994）

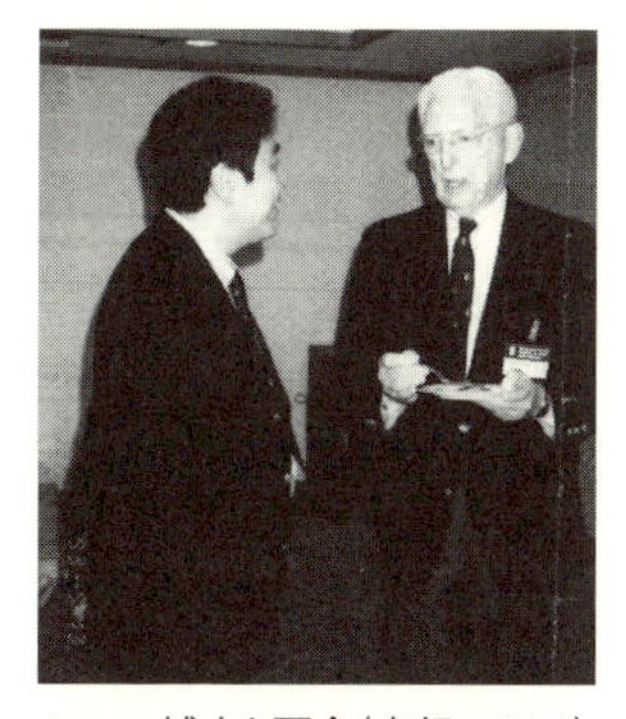

Jones博士と再会（京都・1993）

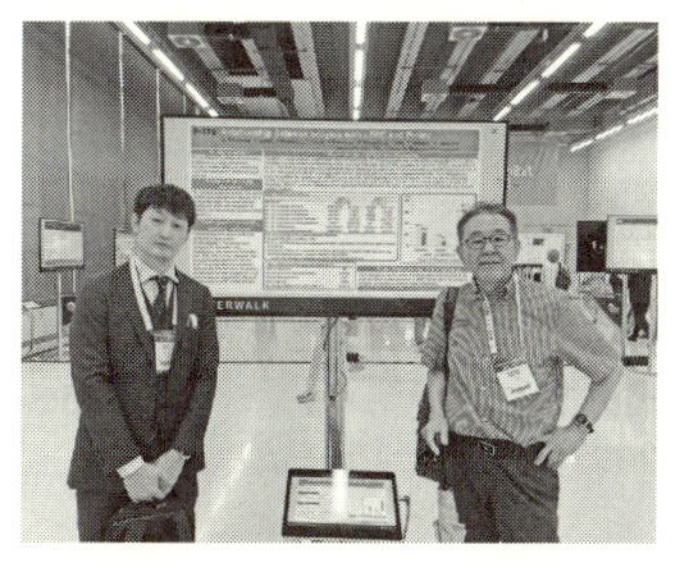

アメリカ・アナハイム「ASRM2022」にて学会発表

アメリカ留学から志半ばで帰国しましたが、とにかく私は研究が好きなのです。体外受精にしろ着床前遺伝子診断にしろ、もっと、もっと、と追究したいのです。そして、新しい情報や学んだことを患者さんに還元したいのです。当院スタッフも積極的に国際学会で発表を行いますし、学会から帰れば必ず院内報告会で情報を共有します。現状に満足せず、常に最新にアップデートし続けることが、何にも勝るモチベーションになっているといえるでしょう。

また、講演活動も積極的に行っています。

２０１８（平成30）年、台湾のジェネシス・ジェネティックス・アジア（ＧＧＡ社）より講演依頼を受け、台湾の産婦人科医に向けて着床前遺伝子診断に関する講演を行いました。ＧＧＡ社の本社はジェネシス・ジェネティック・インスティテュート（ＧＧＩ社）。着床前遺伝子診断のための細胞のＮＧＳ解析をするアメリカの企業です。本来はアジアの拠点として日本を希望していたが、日本の学会の猛反対にあって台湾に決めた、という経緯があるようです。講演の翌日は、地元のテレビ局から「着床前遺伝子診断にはどのような利点があるのか」「着床前遺伝子診断に恩恵はあるの

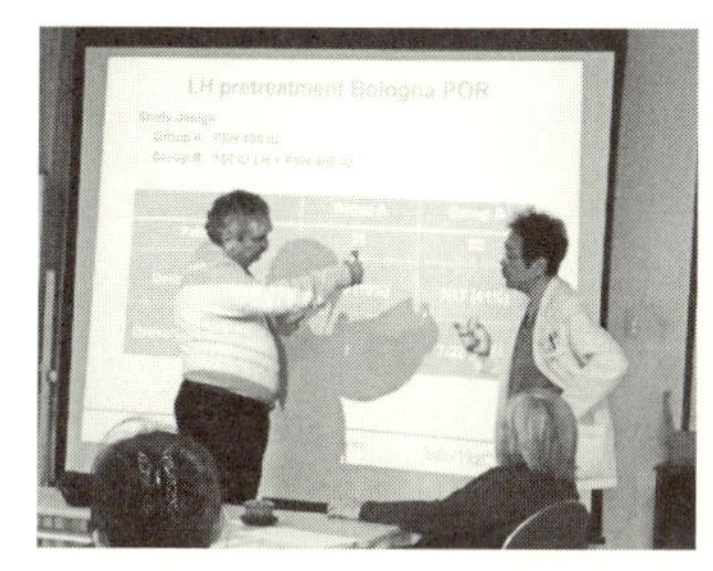


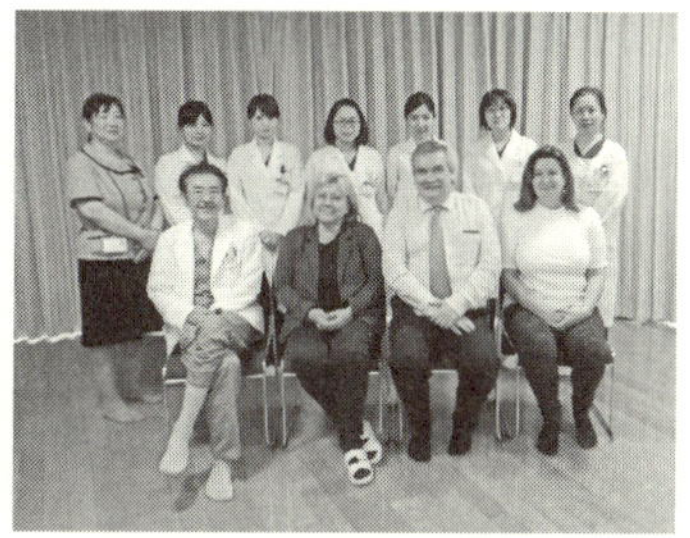

2017年、Gianaroli 教授を
院内に招いて討論会

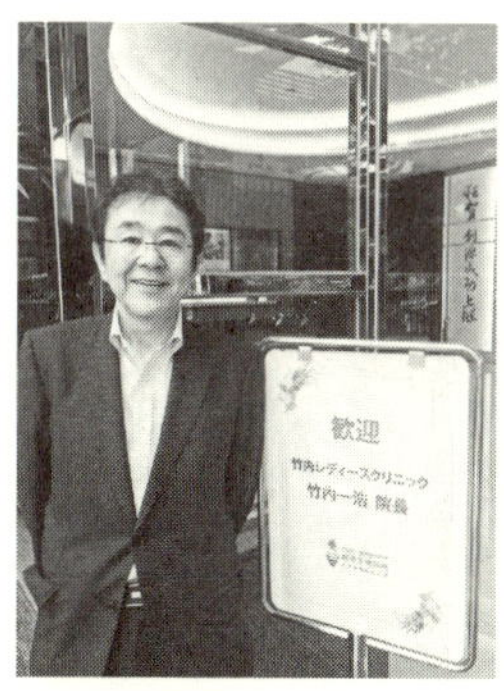


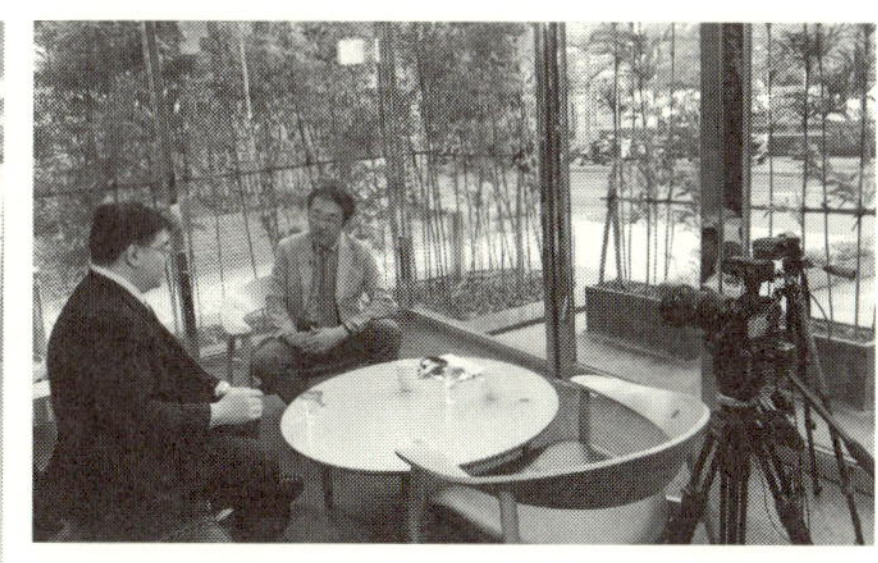

台湾・ＧＧＡ社より招待を受ける。翌日テレビ
取材を受けている様子（2018）

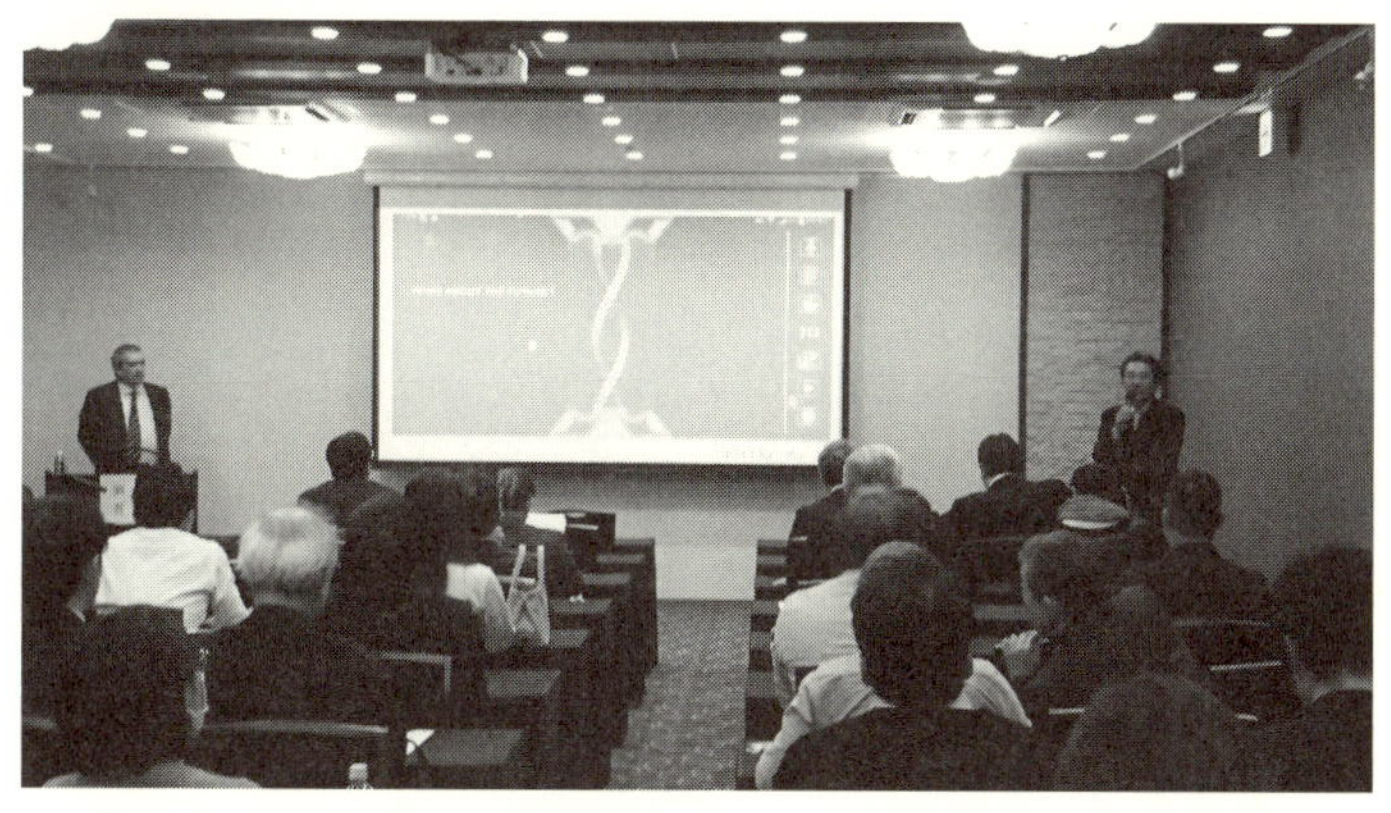

第1回ＨＡＣにて Gianaroli 教授を招いて講演会を行った（2017）

か」というような内容のインタビューを受けました。後日、担当者から「台湾国内でとても反響があった」と報告を受け、国レベルでの着床前遺伝子診断に対する熱量を感じたことを記憶しています。

２０１９年は、中国・天津。２０２２年、イタリアのミラノで開催されたＥＳＨＲＥの際には、エミリア・ロマーニャ州の州都ボローニャにある「Ｓ・Ｉ・Ｓ・ＭｅＲ研究所」まで出向き、生殖医療の分野で著名なジアナローリ教授の研究会での講演も実現しました。国内でも日本生殖医学会や日本受精着床学会などあらゆる場で講演を行うなど、国内外各地で生殖医療分野の発展、後進の育成のための活動を継続しています。

## 新生HACについて

最後に、第1章で触れた「HAC（人間・動物・会議）」の現在についても記しておきます。

1982（昭和57）年に発足し、私のアメリカ留学中に活動休止、グループ消滅の期間を経て、2017（平成29）年に「新生HAC」として復活しました。再結成のメンバーはこの本でおなじみの柴原浩章先生と佐藤正宏教授、代表世話人である私の3人。

以前と違う点は、生殖医療の基礎研究者を研究会の講師に招聘する、ということです。家畜の生殖医療が発祥したのは我が地元・鹿児島県であり、我々はその分野の専門家や研究者から知識や技術などさまざまなことを学んでいました。新生HACはその流れを汲んでいるので、医師だけでなく研究者や関連する他分野の著名な先生から学び、人に応用することを目的とした研究会として活動しています。

第1回講演は、「S・I・S・MeR研究所」のジアナローリ教授（前出）を招聘し、着床前遺伝子診断に関するテーマで講演していただきました。とても気さくな教授とはイタリアに行くたびに会うなど交流はつづいており、教授の研究会での講演も、彼が私のことを認め、長年にわたって深い信頼関係を築けているからこそ実現できたと自負しています。

以降のテーマと講師は次の通りです。

第2回「多能性幹細胞からの卵細胞構造の再構築と発育」九州大学大学院医学研究院応用幹細胞医科学講座　ヒトゲノム幹細胞医学分野　教授　林　克彦　先生

第3回「The role of mitochondria in human reproduction（人間の生殖におけるミトコンドリアの役割）」台北医学大学　産科婦人科　教授・会長　チー・リュイ・ツェン先生

第4回「器官培養法を用いた体外精子形成の研究」横浜市立大学　医学群分子生命医科学系列　創薬再生科学（生命医科学）教授　小川毅彦先生

第5回「小型実験動物を用いた受精・胚発生・胎盤発生機構の解明」理化学研究所バイオリソース研究センター　遺伝工学基盤技術室　室長　小倉淳郎先生

第6回「精子学からみた、男性不妊の現状と将来」獨協医科大学　名誉教授　岡田

弘先生

コロナ禍でもオンラインで継続してきた研究会は、２０２３（令和５）年、第７回目にして新たな一歩を踏み出しました。

それは、会として初めて他地域開催・他学会との共催の実現です。柴原先生の働きかけで、レーザーリプロ学会と愛媛県松山市で共催させていただき、講師に東海大学医学部基礎医学系分子生命科学　教授　大塚正人先生を招聘、「独自の in vivo 受精卵・卵管ゲノム編集法と生殖系改善への応用の可能性」というタイトルで講演いただきました。

いずれは全国版の研究会にするという熱意をもって、確実に前進している新生ＨＡＣ。この活動がもっと周知され、特に農学系の先生や基礎研究の先生、私の息子や若い世代の医師、研究者たちに興味をもってもらえたらと、強く願っています。

## 論文が世界中にひろがっている

先日、嬉しいニュースが飛び込んできました。2020年に発表した論文『Pre-implantation genetic testing:Past,present,future（着床前診断に関する総説：過去、現在、そして未来）』が、2021年~2022年の間で、世界中でもっとも閲覧された論文として、雑誌『WILEY』にて表彰されたのです。

これは、着床前診断について世界中の医師たちが興味をもっていて、そして、情報に飢えていることの示唆だと思われます。

私の論文が、世界中の医師や研究者たちの業績に力を与えることができているのなら、これほど喜ばしく、嬉しいことはありません。

いままで30年以上かけて情熱を注いできたことが、やっと認められたのだと誇りに思いますし、これからもこの道を突き進んでいく勇気をもらえました。

# 世界中でもっとも読まれた論文として表彰される

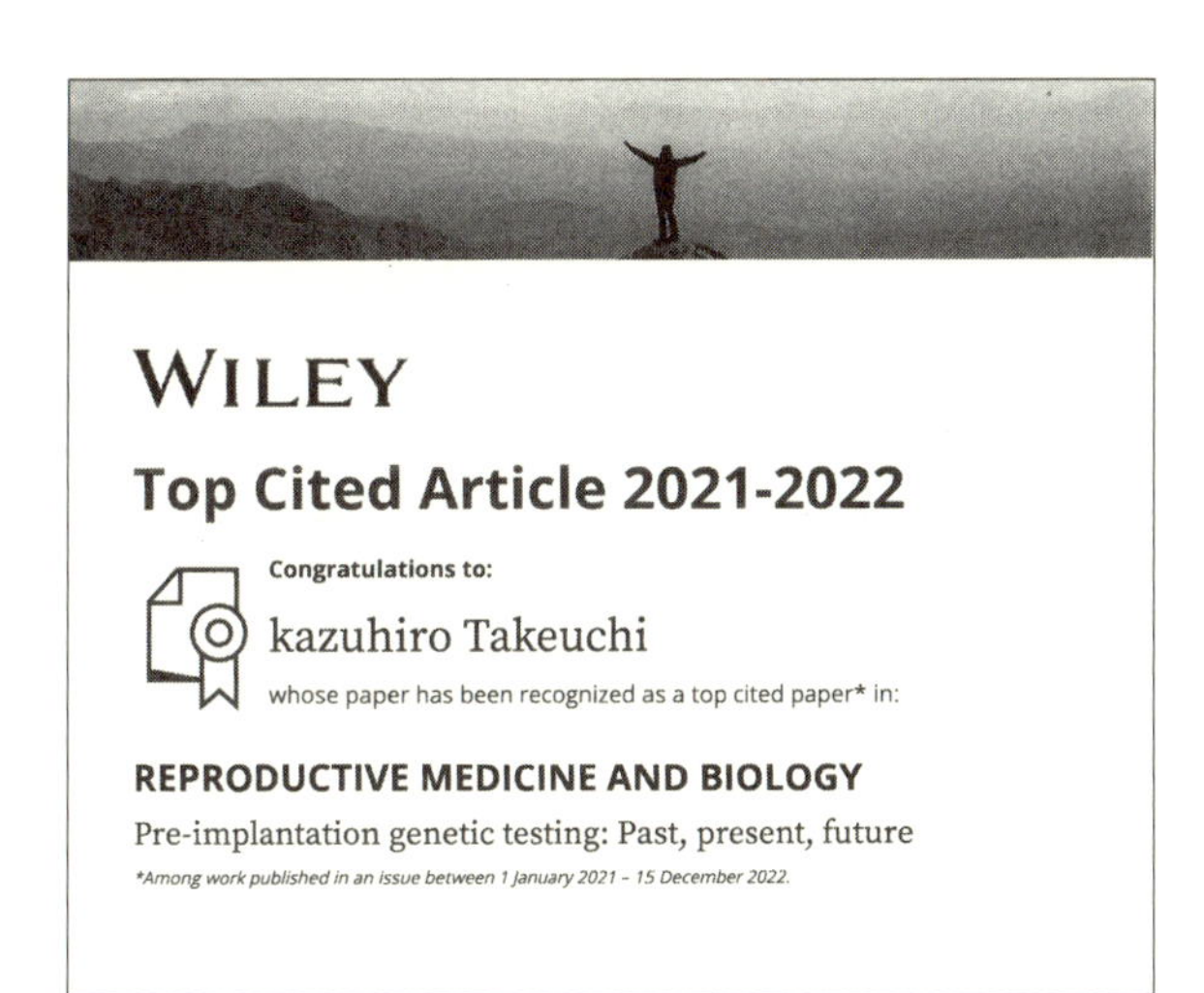


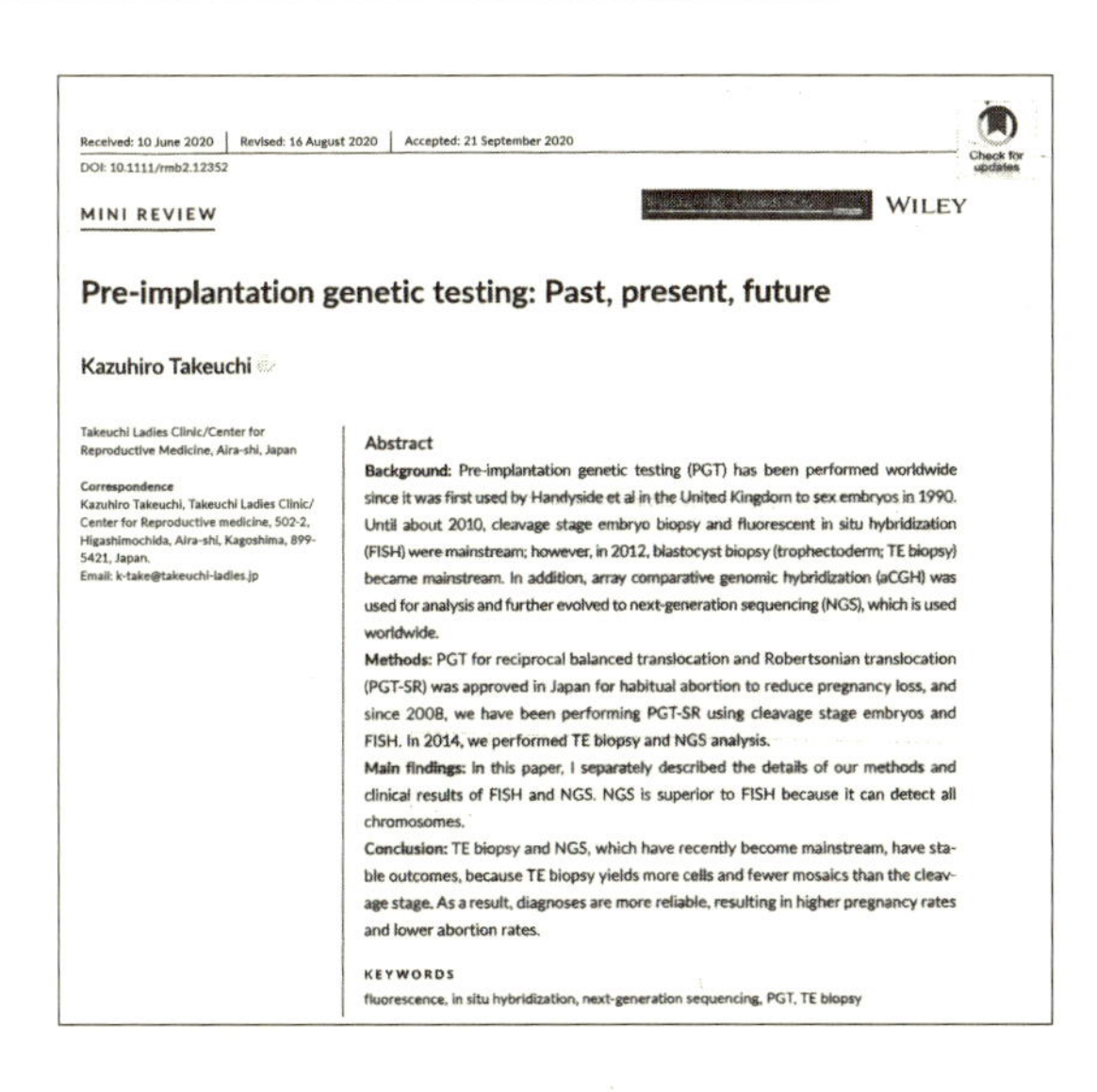

Received: 10 June 2020 | Revised: 16 August 2020 | Accepted: 21 September 2020
DOI: 10.1111/rmb2.12352

MINI REVIEW

WILEY

## Pre-implantation genetic testing: Past, present, future

Kazuhiro Takeuchi

Takeuchi Ladies Clinic/Center for Reproductive Medicine, Aira-shi, Japan

**Correspondence**
Kazuhiro Takeuchi, Takeuchi Ladies Clinic/Center for Reproductive medicine, 502-2, Higashimochida, Aira-shi, Kagoshima, 899-5421, Japan.
Email: k-take@takeuchi-ladies.jp

**Abstract**

**Background:** Pre-implantation genetic testing (PGT) has been performed worldwide since it was first used by Handyside et al in the United Kingdom to sex embryos in 1990. Until about 2010, cleavage stage embryo biopsy and fluorescent in situ hybridization (FISH) were mainstream; however, in 2012, blastocyst biopsy (trophectoderm; TE biopsy) became mainstream. In addition, array comparative genomic hybridization (aCGH) was used for analysis and further evolved to next-generation sequencing (NGS), which is used worldwide.

**Methods:** PGT for reciprocal balanced translocation and Robertsonian translocation (PGT-SR) was approved in Japan for habitual abortion to reduce pregnancy loss, and since 2008, we have been performing PGT-SR using cleavage stage embryos and FISH. In 2014, we performed TE biopsy and NGS analysis.

**Main findings:** In this paper, I separately described the details of our methods and clinical results of FISH and NGS. NGS is superior to FISH because it can detect all chromosomes.

**Conclusion:** TE biopsy and NGS, which have recently become mainstream, have stable outcomes, because TE biopsy yields more cells and fewer mosaics than the cleavage stage. As a result, diagnoses are more reliable, resulting in higher pregnancy rates and lower abortion rates.

KEYWORDS
fluorescence, in situ hybridization, next-generation sequencing, PGT, TE biopsy

# 着床前診断の歴史

| 年 | ○世界の動き | ●日本国内の動き | ◎**竹内レディースクリニック** |
| --- | --- | --- | --- |
| 1978（昭和53） | ○英国にて世界で初めて人での体外受精・胚移植（IVF-ET）が成功 | | |
| 1979（昭和54） | ○オーストラリアにて体外受精成功 | | |
| 1980（昭和55） | ○米国・ジョーンズ生殖医学研究所にて体外受精成功 | | |
| 1990（平成2） | ○英国ハンマースミス病院でX連鎖劣性遺伝性疾患に対して性選択による（※1）世界初の着床前遺伝子診断を行い、女児誕生 | ●日本で着床前遺伝子診断導入について議論が始まる（1990年代～） | |
| 1992（平成4） | ○英国同病院で嚢胞性線維症（Cystic fibrosis／△f508 変異（※2）に対する初の疾患遺伝子診断 | | ◎竹内医師が米国より帰国し研究を開始。ヒトの受精卵を調べることで生まれてくる子どもに遺伝性の病気などが現れる可能性を診断する「受精卵診断」の研究を開始 |

| 年 | ○ | ● | ◎ |
|---|---|---|---|
| 1993（平成5） | | | ◎7月、竹内医師が全国で初めて「ディシェンヌ型筋ジストロフィー」など3つの遺伝性疾患を対象にした受精卵診断の実施を、鹿児島大学内の倫理委員会に申請 |
| 1995（平成7） | ○米国ジョーンズ生殖医療研究所でテイ・サックス病（※3）に対する米国初の着床前遺伝子診断で成功。PCR（polymerase chain reaction）法（※4）<br>○米国コーネル大学で染色体異常（chromosome aberration）に対する着床前遺伝子診断で成功。FISH（fluorescence in situ hybridization）法（※5） | | ◎3月、鹿大倫理委員会が診断実施の承認をいったん内定するも、障害者差別につながるといった障害者団体のなどの反発が激しく審議を中断。鹿大より日産婦に受精卵診断の実施の是非について見解を示すよう求める |
| 1996（平成8） | ○英国にて世界で初めて人での体外受精・胚移植（IVF-ET）が成功 | | ◎鹿児島市内において、着床前遺伝子診断の公開シンポジウム開催。障害者団体より激しい批判を受ける |
| 1998（平成10） | | ●日産婦で「着床前診断に関する公開討論会」を行い、「着床前診断に関する見解」を発表（原則として重篤な遺伝性疾患児を出産する可能性のある、遺伝子変異ならびに染色体異常を保因する場合に限り、事前に学会審査を受けて認可を得ることを条件に適用。ただし、重篤な遺伝性疾患（※6）に加え、均衡型染色体構造異常（※7）に起因すると考えられる習慣流産・反復流産も対象とする） | |

## 着床前診断の歴史

| 年 | ○世界の動き | ●日本国内の動き | ◎竹内レディースクリニック |
| --- | --- | --- | --- |
| 1999（平成11） |  | ●◎1月、鹿大倫理委員会がデュシェンヌ型筋ジストロフィー（※8）に対象を限ることなどを条件に実施を認める<br>●◎5月、鹿大研究グループ（竹内レディースクリニック）が、デュシェンヌ型筋ジストロフィーの子どもがいる30代の夫婦を対象にした受精卵診断を日産婦に申請 | （上段◎印の項目にも、竹内医師参加）<br>◎4月、習慣性流産の夫婦を対象にした受精卵診断を日産婦に申請するとニュースになる |
| 2000（平成12） |  | ●◎2月、日産婦が鹿大研究グループ（竹内レディースクリニック）申請の受精卵診断を不承認。理由は「性別を判定するだけでなく、病気の原因となる遺伝子からも診断する必要があり、最適な方法とはいえない」 | ◎分割胚を用いたFISH法による染色体解析 |
| 2001（平成13） |  | ●胚培養士資格制度スタート |  |
| 2004（平成16） |  | ●7月、日産婦は慶應義塾大学が申請していたデュシェンヌ型筋ジストロフィーの受精卵診断の実施を承認（国内初） |  |

| 2010（平成22） | 2009（平成21） | 2008（平成20） | 2007（平成19） | 2006（平成18） | |
|---|---|---|---|---|---|
| | | | | | |
| | | | | ●2月、日産婦が「習慣流産」に対する受精卵診断（PGT－SR）の適用拡大を承認<br>●3月、慶應義塾大学がPGT妊娠出産を報告 | |
| ◎高度生殖医療センター完成 | ◎4月、竹内レディースクリニックで受精卵診断を受け、妊娠中の女性が記者会見<br>◎国内初のPGT－SR妊娠出産を報告<br>◎TE細胞（※9）の余剰胚を用いた基礎研究開始 | ◎3月、「習慣流産」の2組の夫婦を対象に受精卵診断を実施するとのニュース<br>◎日産婦からPGT－SR実施の承認を得る | | | |

## 着床前診断の歴史

| 年 | ○世界の動き | ●日本国内の動き | ◎**竹内レディースクリニック** |
|---|---|---|---|
| 2014（平成26） | | ●PGT－Aに関する小委員会設置 | |
| 2015（平成27） | | | ◎TE細胞を用いたNGS法（※10）による染色体解析 |
| 2016（平成28） | | | ◎余剰胚におけるNGS基礎研究を開始<br>◎NGS法にてPGT－SR症例が妊娠出産 |
| 2018（平成30） | | ●PGTの位置付けが臨床研究から医療行為へ | |
| 2019（平成31／令和元） | | ●6月、PGT－Aパイロット研究終了。12月、本研究を開始 | |
| 2020（令和2） | | ●日産婦「PGT－Mに関する倫理委員会」1月第1部、11月第2部 | ◎日産婦「着床前胚染色体異数性検査（PGT－A）の有用性に関する他施設共同研究」における研究分担施設（ART実施施設及び解析実施施設）として承認を受ける |

|  |  |
| --- | --- |
| 2021（令和3） | ●日産婦「PGT-Mに関する倫理委員会」2月第3部、日産婦倫理委員会「PGT-A・SR臨床研究に関する公開シンポジウム」<br>●6月、日産婦が「成人後に発症する遺伝子疾患にも条件付きで対象を拡大する」という最終報告書を発表 |
| 2022（令和4） | ●日産婦「不妊治療の公的医療保険の対象とするのは困難」との見通しを発表。例外的に保険診療と併用が可能な「先進医療」の承認を目指す方針（令4年8月現在） |

※1　男性のX染色体に存在する遺伝子で、X連鎖劣性遺伝疾患は男性のみ発症するため、女児を選択。現在は治療法があるため性別の選択は一般的でない。

※2　遺伝子の変異が原因の指定難病。生まれて間もない頃から、気管支、消化管、膵管などが粘り気の強い分泌液で詰まりやすくなり、多様な症状を表す病気

※3　有害量のガングリオシドGM2と呼ばれる脂質が脳内の神経細胞に蓄積されて起こる致命的な遺伝性疾患。常染色体劣性パターンで遺伝する

※4　遺伝子疾患を診断する検査。受精卵から1つの細胞の核を取り出してDNAを増幅させ、特定の遺伝子疾患があるかを調べる

※5　染色体の特定の部位の構造異常、数的異常を検出。目的とする染色体の特定のDNA配列だけに結合する蛍光色素をつけたプローブ（DNAの断片）を受精卵由来の細胞とハイブリダイゼーションさせ、蛍光顕微鏡で標識のついた染色体の部位を確認し、異常を識別。FISH法で検査できる染色体は限られているうえに精度が低いため、現在、検査の主流はアレイCGH法から、さらにNGS法となっている。

※6　重篤の基準は時代、社会状況、医学の進歩、医療水準、さらには判断する個人の立場によって変化しうるものであることを十分認識した上で、着床前診断に関する審査小委員会としては、成人に達する以前に日常生活を著しく損なう状態が出現したり、生命の生存が危ぶまれる状況になる疾患を、現時点における重篤な疾患の基準とすることとした（平成28年度第1回倫理委員会議事録）

※7　2つ以上の染色体の一部断片が、位置を変換して再結合した結果生じる染色体異常の一種。受精卵が不均衡型になると大半が流産か死産になるが、まれに先天性異常をもった子が生まれるケースもある。習慣性流産の原因の一つと考えられている。

※8　主に男児に発症する国指定難病。徐々に筋肉が弱くなる病気

※9　栄養外胚葉。将来、胎盤になる部分のこと

※10　23対の染色体全てを包括的に解析し、染色体の異数性を検出する検査

# おわりに

この本のなかでは、海外と日本の違いや、日本のおかしな点、危惧する点、改善していただきたい点など、私自身の実体験を通して感じたことを述べてきました。「何をいっているんだ」とお叱りを受けるかもしれませんし、反感を買うこともあるかもしれません。しかし、私は自分のすべての発言に責任をもっています。嘘も大袈裟もおべっかもありません。

確かに、現状の日本の医療の世界では、その分野の権威や自分の雇用主、上司、学会の指示に背いてまで何かを貫きとおそうとするのは大変です。さっきまで賛同してくれていた人が、上層部の前では手のひらを返すこともあるでしょう。しかし、自分の信念を曲げる必要はまったくありません。今、自分が向き合う方向は、業界への忖度ではなく、患者さんにあるべきです。私の声が、これからの日本の生殖医療に従事する若い方々に届き、「正しいものは、正しい」が当たり前にあることを切に願います。

生殖医療の専門医としての来し方、そして『竹内レディースクリニック』の存在意義と未来のあるべき姿。本を書くためにこれまでをじっくりとふり返る時間をもてたことで、改めて見えてきたこともたくさんあります。忖度知らずの一匹オオカミであるがための苦労や葛藤が多かったと半ば呆れつつも、行くべき方向を間違えず、自分の考えを貫いたからこその達成感は大きく、なんともユニークで幸せな道のりだと思います。

2023（令和5）年9月、鹿児島市中心部の複合施設内に『竹内レディースクリニックART鹿児島院』を開院しました。〝ART〟を冠し、不妊治療に特化した分院です。新たな研究施設をつくるという将来のビジョンに向け、隣接区画も取得しました。まだ計画段階ではありますが、名称を『竹内レディースクリニック生殖医療研究所』とし、本院とは別のコンセプトで生殖医療に関するあらゆる分野の研究ができる施設にする予定です。

胚培養士や臨床遺伝専門医など専門職の資格をもつ人材の育成や、将来の生殖医療界を担う後進の育成は、生殖医療に医師人生を捧げてきた先輩として上司として、為さねばならない仕事です。そして、日本の若者への性に関する啓蒙活動、未受精卵子凍結の推進・実施等々も、今後ますます注力していかなければならない仕事です。そこに加え、この年齢になって県都に施設をつくるという新たな負荷を自らに課すのは、無謀な挑戦であると自分でも感じています。

しかし、これが私の性分なのですから仕方ありません。「ゆっくりしたい」よりも「やるべきことを、やり遂げたい」という思いが勝つのですから。

そうとしかできない私が、実際に突き進むことができているのは、副院長でもある妻のおかげだと、ただただ感謝しかありません。私が求める医療を理解し実行してくれるスタッフ、立場や名誉ではなく私「竹内一浩」を一人の医師として評価してくれる永遠の友にも恵まれました。

そして、この本の執筆のために協力してくださったすべての皆さんにも心から感謝する次第です。

もう少し、立ち止まらずに一匹オオカミで暴れていきますから、これからもよろしくお願いします。

## 竹内レディースクリニック
## 高度生殖医療センター

〒899-5421
鹿児島県姶良市東餅田502-2
TEL：0995-65-2296

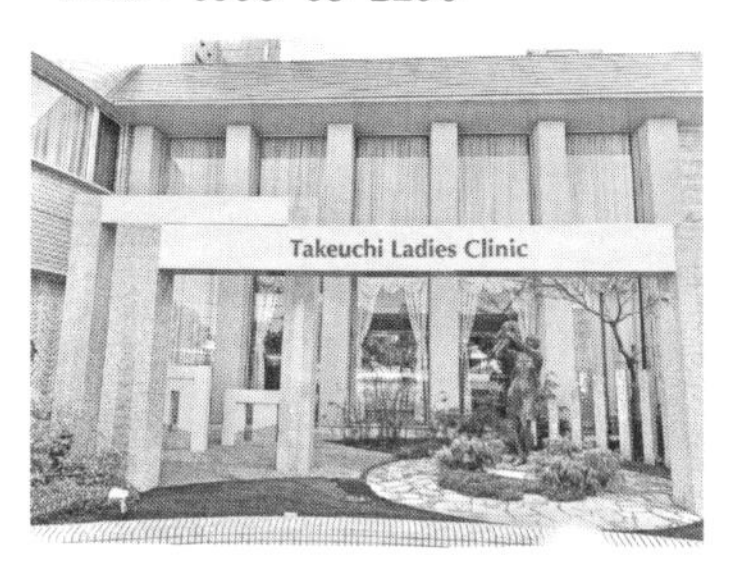


## 竹内レディースクリニック
## ART 鹿児島院

〒890-0051
鹿児島県鹿児島市高麗町43-20
キラメキ南国ビル3F
TEL：099-208-1155

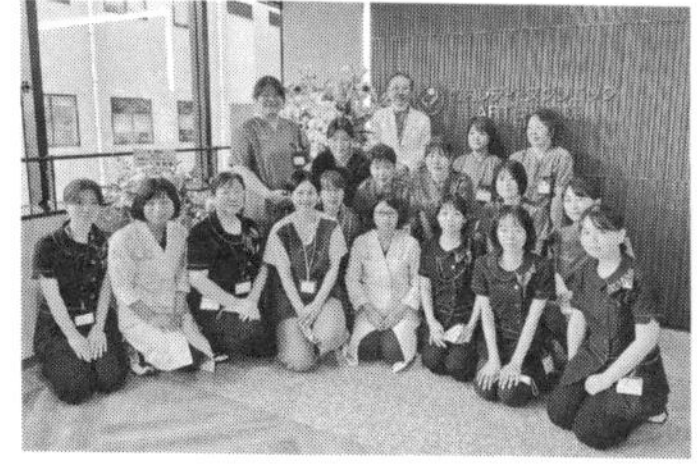

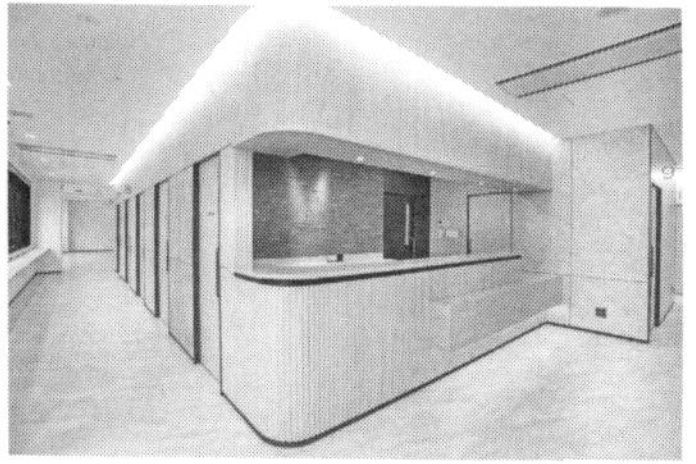

**著者紹介**

**竹内一浩**

1955年生まれ。鹿児島大学産婦人科入局後、1989～1992年、米国イースタンバージニア医科大学Norfolk、Jones生殖医療研究所に留学し、体外受精と不妊治療の基礎研究をおこない、1992年米国初の着床前遺伝子診断の成功に寄与する。また、その間の業績が認められ、2回のアメリカ不妊学会賞を授与される。現在、竹内レディースクリニック高度生殖医療センター、竹内レディースクリニックART鹿児島院理事長（総院長）。

不妊治療に従事して30年以上。患者さんの気持ち、立場を第一に考え治療にあたっている。2023年、鹿児島市に新たに竹内レディースクリニックART鹿児島院を設立し、新たな医院での治療、研究活動に勤しみ、多くの患者さんへの貢献に人生を捧げていく。



**未来(みらい)をつくる最新(さいしん)の生殖医療(せいしょくいりょう)**

2024年10月1日　第1刷

著　者　竹内(たけうち)　一浩(かずひろ)

編　集　株式会社 プライム涌光

発　行　青春出版社
プレミアム編集工房
東京都新宿区若松町12番1号　〒162-0056
代表　03(3203)5121
premium@seishun.co.jp

印　刷　三松堂株式会社

製　本　三松堂株式会社

ISBN978-4-413-08516-8 C0047



定価　本体1300円+税